華志文化

華志文化

守住健康就是守住生命

活到天年

健康最值錢，生命更重要

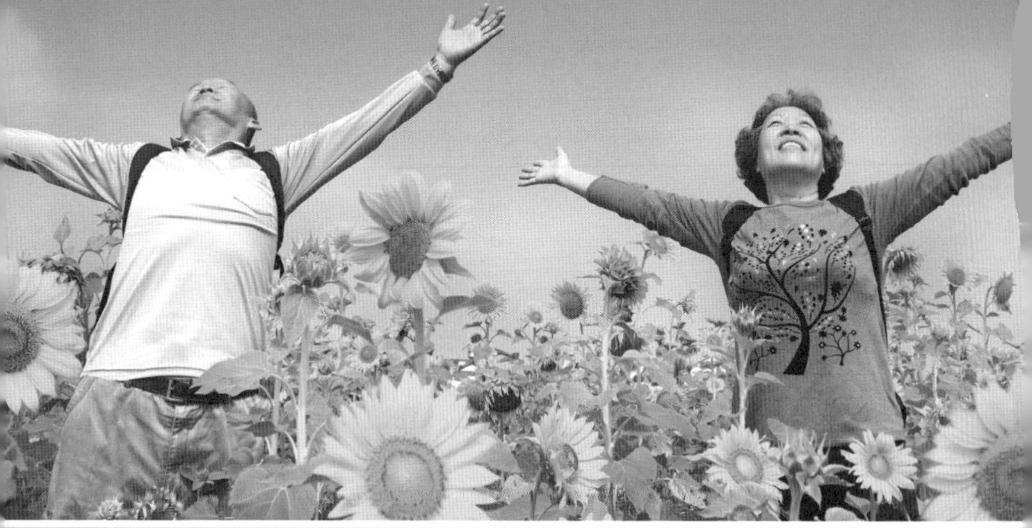

人類的過於聰明會成為毀滅自己的手段！
—伯特蘭・羅素（B. Russell）

投資健康是一生當中最重要，也是回報率最高的一個項目，所以「有了健康，您才會有一切！」今天的人，40歲前以命搏錢，40歲後希望以錢來買命！但錢是絕對買不回來命的。
本書教讀者如何評估自己的健康！告訴讀者怎樣才能守住健康；學會減負生活，儲存明天；告知如何合理飲食，怎樣調養身心和健康的生活。

這是一部讓我們少生病、晚生病、不生病的書。

何裕民醫師──著

內容提要

本書是何裕民教授在成功推出「抗癌視點」系列著作之後，整裝再發，於健康自我管理領域創作的一部最新力作。

作者以寬廣的視野，精闢的深度，從生活方式、飲食調節、心理健康、慢性病防治等諸多視角，全新闡釋了當代健康管理領域的新知識、新趨勢和新方法。本書不但是作者「亞健康」和「疾病預防與管理」專案成果的通俗化展現，更是他閱歷無數腫瘤患者後要對本書讀者說的心裡話。

一部爲不懈追求健康的所有讀者而準備的書。

前言：守住健康就是守住生命

有這麼一個真實的遭遇，令筆者醒悟：一九九八年底，某企業的總經理——一個有著特殊政治背景的人物，得了胃癌，伴全身轉移，當地緊急邀筆者去會診。到了之後，時間已很晚，過十二點了。患者長得很帥，個子很高，才四十二歲，已經癌症晚期，回天乏力了。他所住的那個病區很大，長長的走廊裡靜悄悄的，祕書長一個人陪著筆者走出來，平靜地跟筆者說：「這個人，多麼好的家庭啊！年輕、人又高大又帥，可以說什麼都不缺，就是缺健康……」黑夜裡的這句話讓筆者久久難以忘懷！

真的，人到了這個時候，什麼都不重要了，只有生命最重要、健康最值錢了。

然而，很遺憾，絕大多數人只是到這個時候才意識到健康的重要性，這個時候才希望以身外之物，包括用所有的財富，去抵回一段時間的生命，換取些許健康。

這類情況，筆者在臨床中見怪不怪了！

這時候，「鬥而鑄錐，不亦晚乎！」通常，多半只能以絕望而結束！

理論上，誰都知道健康是第一財富。然而，今天的現實社會中，人們只是忙碌於追求身外之物，忙碌於賺錢、爭名、爭利，追求一時的得失，卻每每忘記了現代人首先應該做的事是「守住健康」。

正如中華醫學會前會長鐘南山教授所說：今天的人，40歲前以命搏錢，40歲後希望以錢來買命！但錢是絕對買不回來命的。

作爲一個看多了遺憾與絕望的醫師，筆者首先要對今天的芸芸大眾慎重強調一點：要尊重生命，守住健康！而要做到這一點沒有什麼難處及特別的技巧，首先是需要對這一類相關的問題加以重視。

有人可能會說：沒有關係，有高度發達的現代醫學，依賴高科技，就能享受無疾健康與長壽！果真如此嗎？完全不是。即使是現今最先進的國家美國，雖有一套相對成熟的疾病診治體系，卻因爲忽視了人口老化、慢性病防範、殘疾呵護，以及醫療系統本身缺乏統一協調，特別是醫療健康服務和管理定位的欠缺等問題，致使美國政府每年花費26兆美元用於國民健康維護與促進。他們擁有全球最豐富的醫療衛生資源，但仍承受不了日益瘋狂增長的醫療費用，而且人均壽命只是先進國家中的殿後者。

因此，美國歐巴馬總統開始時執政最大的關鍵和努力就壓在了醫療改革上。有限的醫療資源，龐大的人口基數，不堪重負的醫療衛生費用，是時時懸在人頭上的「達摩克利斯」之劍，誰都無法逃脫。

現今研究證實：人群中最不健康的1%和患慢性病的19%共用了70%的醫療衛生費用，而最健康的70%人口只用了10%的醫療費用。換句話說：人們只是到了生病，並且病得不行時，才想到了保健與醫療！

此時，不亦晚乎？可以肯定地說：要不了10年、20年，這些健康問題、養老問題以及社會問題隨著時間的推移，會日趨凸顯，威脅每個人，至少是每個家庭！它不僅僅是一個沉重的社會負擔和個人經濟負擔，而且還將是一個隨時容易引爆的巨型「炸彈」，誘發社會安全甚至政治問題。

因此，前瞻性地進行自我保健、預防疾病和管理健康，不僅可以節約大量的醫療投資、個人昂貴的治療費用開支，更可以避免很多病痛的發生，減少個體健康損失，求得個人與社會真正的「可持續發展」。

講得更現實一點，今天的人生不起病、看不起病，而今天生的病，絕大多數都是慢性病。慢性病不講治癒，只講控制，包括癌症。屆時，我們只能花巨大的代價爭取控制，且僅僅是消極爭取，而這代價包括肉體的、精神的、體力的和金錢的！因此，只有提前積極行動起來，守住健康，爭取不生病才是聰明的對策。

鑒於此，我們多年以來一直致力於體質、亞健康及腫瘤的防治研究，我們從事於「治未病」及亞健康中醫干預研究專案，以及生態健康與疾病管理等方面的探索專案，希望探索出一條有助於提高國民健康及生活品質，預防重大疾病發生，從而節省有限的衛生資源的新路；並借此推廣一套相對簡單、有效、易行且普適性強的，有助於管理自我身心，幫助守住健康，防範慢性疾病的方法。這些，也正是我們編寫此書的初衷。

本書將用通俗的語言，一方面向讀者傳遞健康新觀念，介紹健康發展新趨勢；幫助讀者認識與健康相關的眾多新問題；認識現代容易罹患的重大疾病；教讀者如何評估自己的健康！另一方面告訴讀者怎樣才能守住健康；學會減負生活，儲存明天；提示讀者如何合理飲食，形成怎樣的健康生活方式，怎樣調養身心；如何在「關鍵點」上，阻斷常見慢性疾病的迅速進展，等等。希冀對您管理自己的身心，守住自己的健康，不生病或者緩解病情有所裨益！

投資健康是一生當中最重要，也是回收報酬率最高的一個項目，所以「有了健康，您才有一切！」這段話可以成為最新的健康宣言。

何裕民謹識

目錄

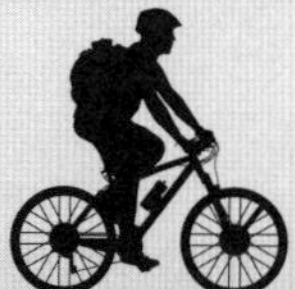

第二篇

未來健康新態勢

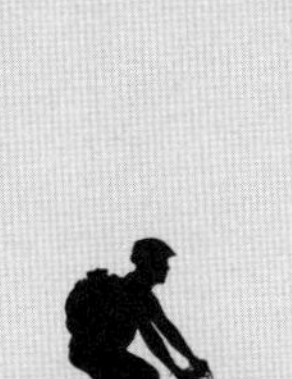

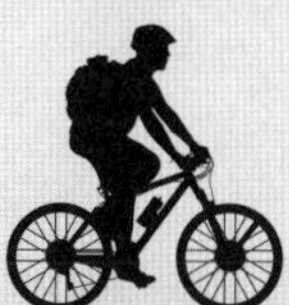

第四篇

「管好嘴」，與時俱進杜絕生病

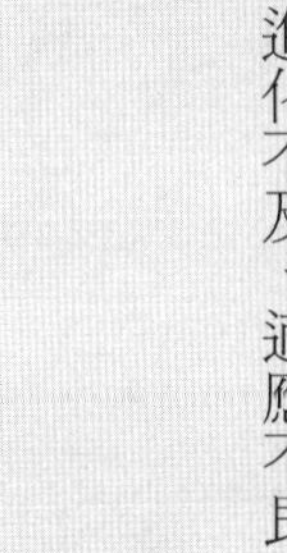

第一篇

健康新知識

「健康是人類發展的一項重要組成部分。不僅是因為健康讓人們的生活更加美好，而且健康長壽能夠增強人們實現自身願望的能力。事實上，健康是一項基本人權。全人類的良好健康狀況有助於提高生產力，減少因疾病導致的財務損失，從而進一步促進經濟發展。」

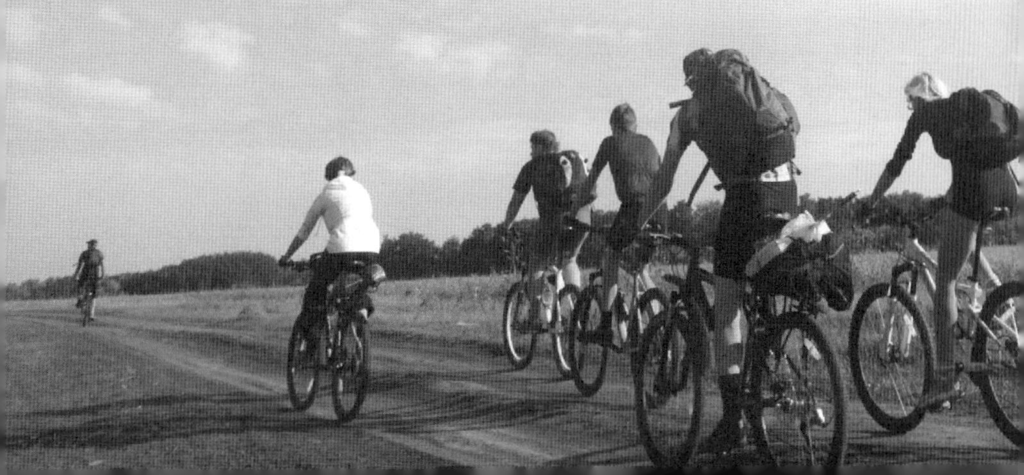

一、人的壽限知多少

健康與壽限，人們往往總是把它理解爲是個純粹的醫學或科學問題。其實不然，它首先是個文化問題、生活方式問題，也是個社會問題，而且有時還是一個政治問題。例如，民族的強大、統一和幸福，與其人民的健康水準及疾病與壽限直接相關。在遙遠的過去，有些文明萌生、發展、繁榮，延及至今；有些則一度繁榮，最終卻走向衰亡，它們的廢墟掩蓋於荒漠之下。這些，值得我們深思！

1.歷史上的高壽者

就像中國古代對長壽充滿期望，並對壽限有著豐富的論述。按記載：中國歷史上壽命最長的應該是彭祖，享壽八百歲。（但考證證實：四川彭山有小甲子紀年的習俗，60天爲一年。所以，彭祖的真實年齡約爲一三〇歲。）

另一個高壽者爲孫思邈，唐代著名醫學家「藥王」。他的年齡是個謎，存有多種說法：最小的一〇一歲，一說是一二〇歲，一說是一三一歲，又一說是一四一歲，甚至還有一六八歲之說。在其所著的《備急千金要方》中，他自己說是百多歲時所寫，高壽是肯定的。他的生年欠詳，只知生於西魏時期（五三五～五五七年）；卒年較爲確定，唐永淳元年（六八二年）。北周大成元年（五七九年），以王室多故，隱居太白山，研究養生長壽之術；周靜帝即位（五七三～五八一年），楊堅輔政，徵爲國子博士，稱疾不就。這些歷史都有記載，比較明確。

因此，他在西元五八〇年前後應該已經有一定歲數了。故人們一般接受他活到一三〇～一四〇歲的說法。留有文字記述的中國年壽最高者，是清代李慶遠，生於清康熙十八年（一六七九年），一說是生於一七三六年，卒於民國24年（一九三五年），終年二五七歲，當然他的生卒時間尚有爭議，但長壽卻是無疑的。

有確鑿文件證明的有史以來最長壽的人，是法國的詹妮．路．卡門（J. L. Calment），女性，生於一八七五年二月二十一日，死於一九九七年八月日，享年一二二歲一六四天。

考慮到上述種種事實，《黃帝內經》曰：上古之人，皆百歲而終！雖不無誇張成分，但絕非沒有可能！努力一下，百歲是完全可以達到的。

2. 一個不可不知的公式

說到這，學術界有一個科學公式，用以預測人類壽限。若干年來，人們一直認爲它的結果基本符合人類真正壽命的極限。

一般認爲：人的智齒出現以後乘上6的係數，是人應該有的壽限。智齒，女性一般在22～23歲出現，並逐步在26歲前後出齊；男性一般則稍微晚一點，在24～25歲開始出現，有的在28～29歲才出齊。它是以智齒出現爲生命發育的重要的階段性標誌。乘上6的係數，就應該是一三〇～一五〇歲！然後，就是不斷地做減法。

換句話說，如果能盡享天年的話，一般人都能活到一二〇～一三〇歲。

何以智齒爲標記？因爲現代研究認爲：人一生的生、長、壯、老、已是一個呈現「拋物線樣」的動態變化趨勢。智齒出現前，該個體還在發育的上升通道，身高等（理論上說）還可能長；一但到了智齒出現，就進入轉捩點了，不再是上升趨勢了，折向平行延續了；過了35～40歲以後，反向趨於下行（開始進入衰老進程）了。而智齒的出現，則是個體發育到了頂點的標誌性現象。它的出現至少證實個體身高已經到了頂點，發育已經成熟。男男女女都不例外！

臨床觀察到的情況，的確如此！

其實，早在《黃帝內經》中，古賢就粗略地描述了類似的規律：《素問・上古天真論篇》在討論生命發育規律時，就鮮明地指出：「女子七歲，腎氣盛，齒更發長……三七，腎氣平均，故真牙生而長極；四七，筋骨堅，發長極，身體盛壯……」「丈夫八歲，腎氣實，發長齒更……三八，腎氣平均，筋骨勁強，故真牙生而長極……」此中，「真牙」就是智齒，學名第三大臼齒。有些地方又俗稱智慧齒、立事牙、盡頭牙、盡根牙；它通常是在人類心智已經趨於成熟時才長出，因而名曰「智齒」。「生而長極」則是身高到了頂點（長極）。中醫學還進一步分析強調，智齒出現的生理基礎是「腎氣實」或「腎氣平均」，也就是俗稱的「腎中精氣」充實、均平，十分充足。

人均壽限在一二〇～一三〇歲或更高。此後，凡夫俗子就開始做減法。各種各樣的損傷、事件、勞損、疾病等，就都在這個限度內「扣分」。例如，有學者認爲每抽一根菸，減壽10分鐘；醉酒一次，減壽7～15天；小感冒一場，減壽2～4天；大病一場（如結核病），可減壽3～7年；通宵熬夜，減壽1～2天；嚴重疲憊，若很快恢復，減壽2～4天，若持續無法恢復，則減壽更多；大吵一場，減壽2～3天；持續憂鬱，則憂鬱狀態的持續時間除以3，約等於減壽時間（如持續憂鬱達1年以上，則減壽約爲4個月）。

總之，在個體壽限內，越注意起居操行，減壽越少，可以活得越長。相反，則不斷被扣分，可以期待的壽命就越短！可見，自身行爲，關乎健康長壽。故司馬遷會在《史記·伯夷列傳論》中批評「操行不軌，專犯忌諱，而終身逸樂，富厚累世不絕」之不良行爲。唐代韓愈《遣瘧鬼》詩中亦曰：「不修其操行，賤薄似汝稀。」對此類踐踏生命之現象，深惡痛絕！

3.與生產力平行的期望壽命

然而，進一步研究證實：人的期望壽命明確地受制於生產力水準。生產力水準越高，期望壽命通常越長。二〇〇〇～二〇〇五年，世界平均壽命最低國家是博茨瓦納（南非），男性僅36歲，女性僅35歲，平均只有36歲；最長的是日本，男性為77歲，女性為85歲，平均為81歲。以全世界來說，平均壽命水準的地理分佈和生產力水準幾乎一致，呈現出明顯的正相關。長壽人口主要集中在中西北歐、日本、北美、澳洲等，緊接其後為中國、拉美、北非等經濟相對較好的國家，再次是經濟欠發達的非洲和東南亞地區。而且，緯度越高，壽命往往越長。這一定程度也與氣候炎熱與否有關。

最典型的例子是蘇聯解體後，生產力遭到破壞，社會動盪，直接影響健康及生活的諸多方面。例如，一九九一年，蘇聯國內生產總值為三萬多億美元，相當於美國的60%多一點，居世界第二；解體10年後的二〇〇一年，俄羅斯國內生產總值約為三千億美元，只是一九九一年蘇聯的十分之一。人均預期壽命則不斷下降：一九六六年，俄羅斯人均預期壽命已經達到69歲（男64歲，女73歲）；一九八五年六月的統計爲69歲（男63歲，女74歲）；但一九九四年卻降到了63歲（男57歲，女71歲）；90年代末有所恢復，但二〇〇四年也只有65歲（男 58歲，女72），尚未達到38年前的水準。而俄羅斯某些地區男性人均壽命10多年間降低了10歲多。

最新的例子是關於希臘等國的。英國醫學專家馬丁．麥基等研究後發表在《柳葉刀》週刊上的調查報告說：「處於債務危機國家的民眾精神壓力大，自殺案件數量增多，希臘、西班牙等國憂鬱症患者數量明顯增多」；「導致雅典二〇一一年的愛滋病感染率同比增加一五〇％」；因爲削減了醫療開支，間接促進了許多疾病的傳播流行。在希臘等地，許多早已在歐洲絕跡的傳染病又重新席捲而來，包括瘧疾、肺結核等。鑒於此，國外有著名媒體明確提出：「經濟危機會導致健康危機！」

可見，只有安居樂業，才有民眾的心身健康，長壽安泰。

4.米壽、白壽與茶壽

由於人人期盼長壽，因此，關於理想的期盼壽命，從古至今就有很多雅稱。從60歲的「花甲」開始，70歲爲「古稀」，80～90歲爲「耄耋」，百歲爲「期頤」。此外，還有「喜壽」「米壽」「白壽」「茶壽」等稱謂。

其中，「喜壽」指77歲，因「喜」字的草書近似豎寫的「七十七」而來；「米壽」是88歲，因「米」字拆開，其上下各是八，中間是十，故名；「白壽」則爲99歲，因「白」字乃「百」字去「一」而成；「茶壽」則爲一〇八歲，因「茶」字的草字頭即雙「十」，相加即「二十」，中間的「人」分開即爲「八」，底部的「木」即「十」和「八」，相加即「十八」，中底部連在一起構成「八十八」，再加上字頭的「二十」，一共是「一百零八」，故有「茶壽」雅稱。

米壽、白壽與茶壽，一直是中國人從古至今夢寐以求的壽限。

二、白壽，現代知性人士可期望

高官不如高薪，高薪不如高壽，高壽不如高興！

—民間諺語

先進地區國家進入新的世紀，男女期望壽命均已超過80歲，尤其是懂得並遵守保健及防範疾病的原則與方法的知性人士。以至於一些健康學者感歎：「人人活到百歲不是夢！」

1.長壽之鄉的啟示

目前，全世界有5個地方被國際自然醫學會認定爲長壽之鄉，其中中國有兩個。它們分別是：中國廣西巴馬、中國新疆和闐、巴基斯坦罕薩、外高加索地區、厄瓜多爾的比爾卡班巴。中國廣西巴馬，第五次人口普查時九〇歲和一〇〇歲以上的老人分別有五三一人和七十四人，有3位老壽星達到了一一〇歲以上，是五大長壽鄉中唯一長壽老人不斷增多的地方。其實，類似的地區不少，上海的崇明島也是一個長壽之地。50多萬人中，百歲老人近70人，在長壽的持續性方面，崇明80歲以上的老人也有二萬人。隨著生活條件的改善，健康意識的提高，注重「守住健康」的話，人人活到百歲應該不是夢。

2.「白壽」，知性人士可及目標

從長壽的持續性角度來看，健在的現代知性人士更應把追求「茶壽」確定爲人生目標之一。只有這樣，您對社會的貢獻才能最大化，您也才能充分享受人生的旨趣！

所謂知性人士，在此是借用的一個詞，指的是那些既有知識，又比較理性的人。爲什麼我們在這裡特別強調知性人士的長壽問題呢？因爲新近的研究明確指出：長壽還與智慧及知識相關。知性人士更懂得並遵守保健及防範疾病的原則及方法，且更願意鍥而不捨地執行。

以往少數個體的長壽，常主要取決於自我基因及樸素而簡單的生活方式，包括避免了許多意外的折壽因素等的干擾，帶有相當多的偶然性和不可期盼性。當公共衛生條件改善到現代水平，人均期望壽命大幅度延長後，今後的健康長壽，則更多取決於個體的認知水準及能否努力地加以實施，而這些都是需要知性作爲鋪墊的。

臨床觀察證實：光有知識，不夠理性（或者說過於感性）還不行！還需要配合理性，才能享盡天年，爭取「茶壽」！

3.不在於獲得多與少，而在於活得短與長

當今，有一句時髦的話道出了一個素樸的真理：「不在於獲得多與少，而在於活得短與長。」

一個期望壽命已經接近80歲的社會，一個原來很多不可控制的感染性疾病、傳染性發病、營養不良性疾病都基本能被有效控制的社會，這時，一個真正懂得生活旨趣的人，主要應該追求什麼呢？是熱衷於短暫的新鮮度、光亮度、熱鬧程度？滿足於某種短期的虛榮？還是在此同時，也要恪守生命的厚實度？努力追求生命的品質、生命

的長度、生命的寬度、生命的溫度、生命的澄度、生命的輻射度（影響力）、生命的延伸度（歷史價值）等。當然，首先是盡可能延長生命的長度！這應該是知性人士和一般人的區別所在。

現實社會中，很多人就像司馬遷所說的「天下熙熙，皆爲利來；天下攘攘，皆爲利往」！混雜在名利欲的世界中，看上去很光鮮，然而往往就像「流星」掃過天際一般，閃亮一下，當人們還來不及注意，就已經淹沒在黑暗中了。自己則「出師未捷身先死，長使英雄淚滿襟！」就像一位年輕的雙博士，30歲出頭，剛剛能夠發揮些才智，便被擊倒，只能躺在病榻上，強忍著病痛，敲打著鍵盤，含淚寫下了悲戚的《此生未完成》，令人哀歎不已！

可悲的是，這是天天在重複發生的現實！

其實，更多的人完全可以爭取更多的生存時間，讓自己的生命發揮出更大的光彩和熱量，也能讓自己享受更多的生命旨趣。換句話說，人們（特別是知性人士）完全可以追求「茶壽」，或者至少要活到「白壽」，才算盡享天年！不到喜壽（乃至米壽）或許可以說你的人生不能算很成功！因爲折壽因素太多。

有一句話很值得一提：「高官不如高薪，高薪不如高壽，高壽不如高興。」既享受白壽，乃至茶壽，同時又高興快樂每一天，那才是真正成功的人生！

三、影響天年因素面面觀

其知道者，法於陰陽，和於術數，食飲有節，起居有常，不妄作勞，故能形於神俱，而盡終其天年，度百歲乃去。

——《素問・上古天真論篇》

他們爲什麼長壽？別人爲什麼活不到「茶壽」？這是多少年來很多人都在不斷追問的問題，人們給出了種種答案，但答案卻莫衷一是。

1.中醫學的解說

中醫學素有「天年」一說。所謂天年，可以理解爲自然（天）給定的壽限。人們之所以往往沒法達到天年，則是由諸多因素影響所致。理論上，導致衰老的因素很多。其中，最重要、最常見的因素是五臟虛損。《靈樞．天年》曰：「百歲，五臟皆虛，神氣皆去，形骸獨居。」就是這個意思。

在五臟虛損中，又以脾腎兩臟與衰老關係更為密切，腎氣虛損則是衰老主因。古人認為「腎為先天之本」，主生長發育與生殖，衰老過程就是腎氣的消耗及虛損過程。

從現代來看，研究證實：中醫學講的「腎」，既與遺傳有關，也與生殖有關，主要還涉及內分泌等。中醫學解釋衰老及防範衰老，主要就是根據腎中精氣這一環節。

脾胃虛弱也是五臟虛損中致使衰老的主要因素之一。脾胃虛弱所致衰老，主要見於那些身體狀態欠佳，營養不良，久患慢性疾患者。

此外，心、肝、肺等其他臟腑的虛損，均可導致或加速衰老過程。但其他臟器所致的衰老過程中，往往有脾腎兩臟虛損摻雜其間。

再者，長期的陰陽失衡、氣化減弱等，也是促使衰老加速的因素。這往往見於持續的功能失調、代謝紊亂等的病理狀態中，如肥胖、高血脂、動脈硬化等。

還有，邪毒內盛可致衰老。這多半見於一些嚴重的疾病中，如癌症、結核、肝硬化、慢性阻塞性肺疾病（簡稱慢阻肺）、腎衰竭等，此類衰老往往進程較快，呈快速發展趨勢。

最後，瘀血內阻是衰老過程中普遍存在的機制之一。可以說，衰老進程就是一個瘀血內阻加劇的過程。所有衰老都伴隨著瘀血內阻。而且，往往是先從大的經脈（大、中血管）瘀阻開始，逐漸發展到小的絡脈（細小血管）；等到了絡脈大半被阻，情況已經十分不妙了。

2.生物學的假設

現代關於衰老機制也有多種解釋及假說。

(1) 基因程式控制說：衰老的基因程式控制說是Hayflick在20世紀60年代提出的。他認爲衰老過程就像電腦編碼的程式控制過程一樣，可以說是生命體內在原先就存在的機制。

這一學說有幾個要點：每一種動物都有其大致相同的最高壽命；單卵雙胎者，壽命大致相同；長壽家庭的子女，常常更容易長壽；同一種動物的壽命和老化速度不完全一樣；人的胚胎成纖維細胞體外培養倍增代數比較恒定，爲40～60年代；早老症的研究的確揭示了衰老受基因調控的某些證據。

20世紀90年代的研究證實，細胞衰老與基因表達及其某些產物的活性有關。

(2) 自由基說：自由基是體內具有高度活性的、帶有不成對電子的原子、分子。

它一般在新陳代謝中正常產生，是普遍存在於生物系統中的中間產物，但其種類繁多、數量巨大，活性程度高，往往有損於細胞代謝。例如，自由基對類脂質的過氧化反應，將導致對細胞膜和細胞內微結構的破壞。

此說的支持性證據不少，影響也較大。

(3) 體細胞突變說：人們發現，用射線照射大鼠，可縮短大鼠的壽命。因此認為射線導致動物體細胞突變，從而誘發了動物的衰老和死亡。但人們沒有在日本廣島等地確定原子彈加速了當地人的死亡，因此，此說具有局限性，未得到公認。

(4) 差錯災難說：認為衰老是由於從 DNA 複製到最終形成蛋白質的遺傳信息傳遞過程中錯誤累積的結果。此說把衰老歸因於偶然不幸的遭遇累積所造成的，難以解釋動物壽命的相對穩定性，故也影響有限。

(5) 交聯學說：此說認為是生物體內膠原纖維、彈性纖維酶、DNA 的交聯，導致生命體的衰老。由於膠原分子的交聯，使組織（皮膚、血管和關節等）的硬度增加，妨礙了細胞正常的物質交換。例如，大動脈壁中含有胺基酸交聯鍵的蛋白質與鈣和脂質結合，促進了動脈硬化的形成，後者又是衰老的重要環節。

此說只是解釋了部分現象，且具有明顯的局限性，亦未得到公認。

(6) 神經內分泌調控說：此說認為：在中樞神經系統的控制下，透過神經內分泌系統的調控，機體進行著生長、發育、成熟、衰老乃至死亡的一系列生物學過程；在這一過程中，最重要的是神經內分泌的調控。有學者甚至進一步提出「老化鐘」（或壽命鐘）的概念，認爲調控衰老過程的中樞在「下丘腦」。下丘腦就是「老化鐘」。而下丘腦功能減退，的確可見機體許多生理功能退化，加速衰老進程。有人甚至認爲：垂體激素起著啓動死亡的作用，並把它稱爲「死亡激素」。但是，人們對上述影響的許多細節還瞭解甚少。神經內分泌系統究竟是衰老的啓動因素，還是衰老的伴隨現象，這個謎，人們一時半會兒還無法解開。

(7) 免疫學說：此學說提出的主要依據：

◆是衰老過程中免疫功能逐漸降低。

◆是自身免疫在導致衰老過程中發揮重要作用。

這些的確是客觀存在的。但問題同上——免疫功能的逐漸降低，究竟是衰老的啓動因素，還是衰老的伴隨現象？對此，人們無法給出明確的說法，我們更傾向於後者。

(8) 線粒體損傷缺失說：線粒體是細胞進行氧化磷酸化並產生能量的主要場所。線粒體是人體內自由基的主要來源，線粒體 DNA 極易受到自由基的襲擊而被氧化損傷。損傷的線粒體 DNA 缺乏自我修復能力，故其突變頻發。此說認爲：正是這種線粒體DNA的損傷缺失，導致了生理功能的退化，促進了衰老。

(9)代謝學說：也稱爲「自體中毒說」。此說認爲：機體必需物質的耗竭和廢物的堆積是導致衰老的主要因素。諸如限制飲食熱量可延長人與動物壽命，延緩衰老，營養過剩可加速死亡；居住在高寒地帶平均壽命長，熱帶人壽命短等都支持此說。此說核心是：衰老始於細胞，而細胞的衰老則是由於其代謝失調，代謝產物堆積，機體必需物質耗竭。或者說細胞衰老是按遺傳程式排定的速度進行，達到應有的期限（天年）便自然死亡，而代謝加快或減慢則可影響其速率。

(10)細胞死亡說：細胞死亡有壞死和凋亡兩種方式，壞死是細胞受到損害後的消極反應，而凋亡（程式化死亡）是一種積極的有序過程。此說認爲是細胞程式化死亡的失調，促使了衰老的發生。但此說關鍵性證據不足，影響有限。

(11)端粒縮短說：此說認爲：細胞衰老是由端粒的長度隨增齡而逐漸縮短所致。這一學說目前頗受重視，得到不少關鍵性證據支援。人們認爲：端粒縮短可能在控制衰老進程中發揮了類似分子鐘的調控作用。

此外，涉及衰老的還有脂褐素說、大腸桿菌毒素中毒說等多種，不一而足。

以上各種假說，究其本質而言，無非關注兩大類情況：

一類認爲衰老是由遺傳因素決定的，它往往受程式調控，是不可逆的生命過程。

另一類認爲衰老是細胞的非遺傳學改變誘發的，是機體損傷不斷累積之果，最終導致機體正常功能難以維繫而走向死亡。

其實，這兩類解釋可以互補：衰老絕不只是某個單一因素所致的，它應該是一個綜合的結果；遺傳及後天因素均扮演著一定角色；壽限通常主要由遺傳決定，而折壽因素則完全取決於自我後天行爲所造成的機體損傷。

3.整體層面的分析

世界衛生組織的一項研究對各類影響健康及壽命因素的重要性做了大致區分，認爲個人的健康和壽命有60％取決於自己的生活方式與行爲，約15％取決於遺傳因素，10％取決於社會因素，8％取決於醫療條件，還有約7％則取決於氣候等外部環境的影響。

已經基本明確的、可以影響平均壽命的因素很多，如經濟收入水準，受教育的層次，可獲得的醫療資源、醫療條件和配套的支援系統，生活環境、生活習慣和風俗習慣，以及其飲食／飲水安全等。在各種影響因素中，經濟因素是占主導地位的，對於發展中國家，甚至可以說是決定性的。

因爲，只有經濟發展到一定的水準，人們有足夠的收入，才能維繫營養——這是保證人身體健康、減少疾病、降低死亡率和盡享天年的基礎。有研究顯示，在收入水準較低的情況下，增加收入可迅速提高平均壽命。只有當人均收入達到八百～一千美元後，收入的增加對平均壽命延長的促進作用才會趨緩。

4.疾病是折壽的主因

研究已經非常明確的結論是：現代社會中，重大疾病是折壽的主要原因。所謂重大，集中在心腦血管疾病、代謝性疾病和腫瘤中。現代社會，50多歲英年早逝者，要麼卒於腦血管意外，要麼心臟病猝死，要麼夭折於癌症不治。美國國家疾病控制中心（CDC）專家曾經預測：若人類能夠有效控制心臟病及心腦血管意外，人均壽命有望延長10歲。

癌症是現代人類第二大折壽因素，現已成爲64歲以下的首要死因。根據二〇〇六年調查資料，都市64歲以下死亡者中，27％死於癌症，農村則爲25％。而之所以劃出64歲界線，是因爲64歲可以說完全是非正常死亡。CDC的專家預測也證實：如果能延緩癌症的發生，則可提高期望壽命4歲。

此外，代謝性疾病對人的平均壽命也影響較大。有人估計，在美國它造成了減壽3歲，且主要集中在50歲上下人群中。

最後，值得一提的就是各種意外傷害造成的減壽，諸如車禍、槍殺（美國）、意外事故等。

但是，疾病折壽是相對的。如果患了慢性疾病能夠痛定思痛，積極加以控制，並有效調整和優化生活方式，且持之以恆者，通常對壽命影響有限。雷潔瓊、周有光年輕時都是體弱多病者；筆者前面介紹的一〇四歲老人，則是腸癌患者，他們都享受了百歲以上的高齡！

5.性別何以左右壽命

一個明顯的事實是：女性普遍較男性長壽。國外有記錄且被認定的最年長者前10位均爲女性；在百歲老人中，女性基本占85%，而男性只有15%；男性一般出現心臟疾病或中風等腦血管疾病的時間比女性通常早10年左右。然而，這一趨勢在女性停經期（平均爲51歲）後趨弱；也就是說，更年期後的女性相比於男性的這種優勢有所減弱。對此，有學者推測是雌激素在這種優勢中發揮作用。

還有一種解釋認爲是慢性缺鐵（由月經導致）造成了女性的這種優勢。他們進一步分析認爲「鐵」是導致這一差異的「元凶」，因爲游離鐵對細胞有危害，游離鐵可以產生大量自由基，這種自由基又是促使人類細胞損傷並導致心臟病、中風、老年癡呆和癌症的罪魁禍首。因爲行經期女性往往有大量鐵的丟失，更年期後這種現象不再存在。故有人主張別亂補鐵，否則可能加速衰老，而更有人強調「祛鐵可以駐榮」。

還有兩個因素值得考慮。

一是認爲從染色體角度考慮：女性是XX染色體，男性是一條X一條Y，短了半個臂。所以，當男性染色體受損傷後，其自我修復能力弱，常無法自行彌補，故男性有先天性的染色體缺陷，更易受到傷害。

二是女性和男性有一個很大的差別：女性愛嘮叨，善於傾訴。傾訴過程中有助於緩解情緒鬱悶，宣洩壓力；越是願意傾訴的女性，常壽命越長！男性則相反，不善於且不樂意傾訴及宣洩，或者只會以極端方式（發脾氣、暴跳如雷）等不合理的方式宣洩。這是我們在腫瘤臨床中發現的鮮明差異，並認爲這是造成男性康復效果明顯不如女性的重要因素之一。這需要從心身互動角度加以解釋了。

6.性格為什麼與長壽相關

這是一個老生常談的話題。先賢們早就意識到這一事實，故諸如「達觀者壽」「淳和者壽」「仁者壽」「從容者壽」等太多類似論述充斥於形形色色的古籍。

古書強調：要健康，要福壽，要養生，首先要「恬淡虛無，真氣從之！」「精神內守，病安從來？」因此，養心養神，必定在養生養形之先，這是一個千古不易的原則。何也？因爲，性格明顯影響壽夭與康健！

這認識已爲現實所肯定。中外各地研究長壽樣本中，長壽老人的促成因素中，都歸納出核心的一條：他們一定有樂觀、豁達、不計較、隨和等的情緒或個性特點。臨床中我們也發現：相當一部分腫瘤患者是非常嚴謹、追求完美的，有些則小事耿耿於懷、不善釋放，有些則敏感多疑，太細膩了，這些是容易招致很多疾病的性格類型。

據瞭解，百位長壽老人中，近60%屬於B型，過一天算一天，豁達，隨和，粗線條；還有30%左右則屬於性子較急，但說話不往心裡去，說完就完了，不會特別計較的。幾乎沒一例是過份追求完美、細膩、凡事耿耿於懷的，也沒有一例是平素情感善波動，長期處於憂鬱等慢性應激狀態者。

二〇一一年，歐洲的醫學雜誌發表了一篇非常有意思的研究結果，研究了四千多例同一民族的婦女。她們年輕時都有過較大挫折，且沒能從中很好地走出來，爾後長期處於慢性情緒應激狀態。

研究結果發現：她們的端粒比常人要短得多。科學研究已肯定：端粒影響細胞代謝，並且和壽命有關。端粒越短，可以期望的壽命也就越短。換句話說：這些人即使不生病，壽命也會比常人短一些。

英國愛丁堡大學的專家在一項長達20年的前瞻性研究中，追蹤了七千多名志願者，研究結果證實「健康的心理等於健康的身體」這個傳統判斷。

因此，欲奔「茶壽」，盡享天年者，首先需要學會從容以對，虛懷若谷，「恬淡虛無」，「精神內守」，平和心態，穩定情緒，從優化性格與個性做起！

7. 體型關涉壽命

英國二〇一三年發表的一項研究證實：身材不僅僅關乎美觀，還關乎健康和壽命。對於30歲的男女而言，「梨形」身材比「大蘋果形」身材有望多活若干年。其中，女性可以平均多活9年，男性則有望多活近17年。

英國政府的前醫學顧問瑪格麗特・阿希沃爾博士等，對英國三千名男女進行長達20年的資料分析後認爲：計算腰圍和身高的比例比 BMI 指數能更好地反映人類的健康狀態，並能更好地預測一個人的壽命。

所謂「梨形」身材，指擁有細腰和勻稱的下身。具體到數值，以腰圍除以身高的比值爲準：若介於〇・四～〇・五，爲完美的「梨形」；如果小於〇・四，偏瘦，可考慮適當增肥；如大於〇・五，則身材已從「梨形」轉向「蘋果形」；如比值在〇・五～〇・六，證實腰部脂肪有點多了，可考慮瘦身，如比值在〇・六以上，證實肥胖，且脂肪已開始威脅健康了，需要減肥。

研究者認爲：真正的殺手不僅在於腰圍的肥大，還在於腰圍的鬆弛，人體器官被包裹其中，分泌的激素和其他物質會影響血壓、膽固醇和血糖水準，結果導致心臟病、糖尿病和中風等健康威脅都更容易出現。

具體分析：對30歲女性，如腰圍和身高比值在〇．六，爲「小蘋果形」身材，將導致減壽一．五年；〇．七爲「中蘋果形」身材，將減壽四．八年；如比值達〇．八，將減壽九．五年。相比之下，對30歲男性而言：〇．六爲「小蘋果形」，使其減壽一．七年；〇．七爲「中蘋果形」，使其減壽七．二年；〇．八爲「大蘋果形」，則使其減壽十六年。

不過，阿希沃爾博士表示：「蘋果形」身材的人不必絕望，因爲如果節制飲食，加強運動，腰部的脂肪是會被最先「消化」的。

BMI指數爲體重指數，是用體重公斤（公斤）數除以身高公分數平方得出的數字，是目前國際上常用的衡量人體胖瘦程度以及是否健康的一個標準。

8.職業與壽命

研究證實：職業因素也可影響壽命。國外有研究確定：樂隊指揮、音樂家、歌唱家、僧侶、畫家、牧人等壽命較長；而警察、司機、競技運動員、政治人物、財會人員等往往壽命不長。從醫學角度看，樂隊指揮、音樂家、歌唱家等在從事歌劇音樂時，一定是伴隨著情感充分釋放的；畫家作畫、寫字也同樣；僧侶則較能控制自我情感。

此外，畫家在寫字、作畫時，音樂家、歌唱家縱情而歌時，都有利於改善皮質和自主神經功能，促進血液循環，緩解壓力和自主神經功能紊亂，排除憂愁和煩惱。因此，古人修身養性時十分強調從琴棋書畫開始，認爲這些可以陶冶性情，優化個性與氣質，久而久之，則可增進健康，延年益壽。觀照古今中外的事實，的確如此！警察、司機、運動員、政客、財會等之所以難以長壽，因爲他們一直處在壓力、緊張、競爭、算計等情景之中，一則形成了競爭或算計性格，二則還可能與安全感缺失有關！

有趣的是：人們發現近些年來西醫師的壽命不長，比當地期望壽命要短3歲左右；而中醫師的壽命又較期望壽命長出3～4歲。前者可能與西醫師工作壓力太重，節奏太快有關，也可能還有社會地位跌落、矛盾衝突加劇等因素摻雜其間。後者則一方面可能是慢郎中的工作性質所致，也可能與中醫學更加講究養生、養性，中醫師更善於自我保健有關。

9.生活方式可影響天年

早在唐朝，王冰在注釋《黃帝內經》時就強調：疾疴「非天降之，人自爲之」。許多病並非源自天外等自然因素，而是由於人們自我行爲。從現代來看，更是如此。生活方式是左右健康、疾病，從而明顯影響壽命的主要因素。而且，隨著社會的發展及醫學的進步，生活方式對健康及壽命的影響還會進一步彰顯。世界衛生組織的研究就把健康和壽命影響因素60%歸之於自己的生活方式與行爲。

生活方式涉及甚廣，難以一一羅列。英國醫生特麗莎·麥克奈爾寫過《增減壽命的一〇〇個因素》一書。書中綜合多項研究，提出了一些影響壽命的因素，大都涉及生活方式，我們結合其他一些資料，試舉一二。

(1)房間視野開闊，增壽2年。寬敞的居住環境令人視野開闊，情緒舒緩，幫助消解壓力，令人更易樂觀，從而心身康健。住在視野開闊病房者，康復更快，出院更早。

住在寬敞的高房，視野開闊，也能增壽2年。

(2)養寵物，可以增壽2年。美國有研究證實：飼養寵物的人較少看醫生，也較少發生憂鬱。撫摸或與寵物在一起，可以降低心率和血壓水準。

(3) 做女人，可增壽7年。就全球平均壽命而言，女人普遍高出男人10％。男性雄激素易導致攻擊性和競爭性行爲，因而暴力致死等意外傷亡大大增加。女人更長壽的另一大原因是，雌性激素提高「好膽固醇」（高密度脂蛋白膽固醇）水準。

(4) 和諧性生活，可以增壽4年。和諧的性生活有益於男女的心身健康。可使男性早亡危險降低一半，並幫助降低前列腺癌風險，女性則可降低心臟病危險。

(5) 結婚，可增壽7年。已婚夫婦的壽命一般會高出離婚、寡居或不結婚的人。美國研究證實：從來不結婚者早亡危險高出三分之二。與不結婚的人相比，婚姻生活幸福者更少出現經濟問題、心身健康問題，即使生病，康復速度也更快。

(6) 離婚，可減壽3年。離婚常導致情感大起大落、意外死亡及心臟病死亡危險大增。同時，癌症、高血壓風險也大增。

當然如果婚姻生活極不幸福，分手還是有益於健康的最佳選擇。

(7) 生活亂七八糟，可減壽1年。生活在混亂中，多數人都感覺壓抑沮喪。這種混亂既可以是家裡東西胡亂擺放，也可以是債務繁多，或者人際關係複雜。由此可促使當事人長期處在慢性應激狀態，產生的壓力會導致心率和血壓升高。

(8) 噪音污染，可減壽1年。研究發現，高達3％的心血管疾病與長期暴露於噪音環境中有關。雜訊會產生慢性壓力，促使人處於過分警覺狀態，進而導致心臟和血管變化，增高血壓，增加心臟病和中風的發病率。

(9) 做名人既可增壽，也可以減壽。做有榮譽、受尊重但相對壓力不大的名人，如著名影星與一般演員相比，常可增壽3～4歲。例如，美國人發現，演技獲得艾美獎的演員比其他演員多活近3年，榮獲奧斯卡金像獎者比對手長命4歲。針對一九〇一～一九五〇年間五二四位諾貝爾獎提名者進行比較研究，發現其中一三五位獲獎者比剩餘這些人的壽命長近2年。但壓力重的名人恰恰相反：美國總統、副總統的壽命卻比參選總統落敗的政治人物短5年；即使把暗殺死亡因素排除，還是比較早死。獲得艾美獎的編劇反而短命3年，因爲編劇獲獎後要不斷出新品，始終有壓力。

(10) 不良姿勢，可減壽2年。中醫學強調「久坐傷肉」。不良姿勢會導致肌肉、肌腱及韌帶拉傷、關節損傷，甚至影響到內臟的有效工作。另外，不良姿勢還會導致影響正常工作和健康的背痛、關節炎、腰痛。老年駝背更易因心臟病而早逝。

(11) 抽菸酗酒可以嚴重折壽，已非常肯定。美國權威研究早在20世紀60年代就已經確認抽菸折壽，但具體損失年歲說法不一，一般認爲17歲起抽菸，一天平均1包以上，損失壽命爲15～20歲。一生酗酒，則損失12～14歲，俄羅斯男子平均壽命爲58～59歲，比該國婦女和歐洲先進國家男子壽命低15～18歲，可爲佐證。

總之，生活方式與健康及壽命的關係至關密切，但具體形式卻十分複雜。而要想長壽，做法很簡單，揚長避短，優化生活方式，改變不良習慣，保持優勢因素，這是每個人自我可以主動切入的環節。

10.壽命簡單預測公式

人們推出了許多預測壽命的方法，這些方法通常只有一定的參考價值，不可盡信，但卻可從側面看出影響壽命的可能因素。

如果是男性，以86歲作爲基數；如果是女性，則以89歲爲基數。依次回答以下問題並計算。

(1) 你生活一直很有規律，加1.5歲。

(2) 你雙親都活過當地期望壽命加2歲；單親沒有活過，但接近期望壽命加1歲；一位沒有活過，差距10歲以上，不加不減；雙親都沒有活過，減1.5歲。

(3) 你患有慢性病，經常發作，減4歲。

(4) 你已結婚：男性加4歲，女性加3歲。

(5) 你生活或工作壓力過大，減3歲。

(6) 你與親人長期分離，減0.5歲。

(7) 你每天睡眠時間少於6小時，且休息不好，減1歲。

(8) 你老是超負荷工作，時常有疲憊感，減1歲。

(9) 你總認爲自己不行了，或覺得自己老了，減1歲。

(10) 每天抽菸10根，減5歲；每天抽菸40根，減15歲。

(11) 每天飲茶1杯，加0.5歲；每天飲用含咖啡因飲品，減0.5歲。

(12) 每天飲用啤酒超過3瓶，或折算成烈酒二〇〇CC，減7歲。

(13) 衛生習慣不好，不刷牙，生活環境髒亂，減1歲。

(14) 男性40歲開始控制飲食，加0.5歲；女性從不控制飲食，減2歲。

(15) 肥胖，減5歲；超重，減1歲。

(16) 每天食用未完全煮熟的肉，減3歲。

(17) 經常食用垃圾食品，減2歲。

(18) 喜食不健康、無營養的速食，減1歲。

(19) 每天不止一次吃甜食，減1歲。

(20) 不喜歡吃蔬菜水果，減2歲。

(21) 長期不活動者，減1歲；每週鍛鍊至少一二〇分鐘者，加5歲。

(22) 不能保證每天1次大便者，減0.5歲。

(23) 35歲以上定期做身體檢查者，加1歲。

(24)血壓稍微高一點者，減1歲；血壓明顯升高者，降壓藥能夠控制者，減5歲；血壓非常高者，降壓藥控制效果也不好者，減15歲。
(25)體內膽固醇和血脂高者，減2歲。
(26)對自我一直頗有信心者，加1.5歲；總是沒有信心者，減1.5歲。
(27)人際關係和諧，可信朋友比較多（3個以上），加2歲。
(28)不是完美主義者，常糊塗者，加1歲；完美主義者，減2歲。
(29)事情拿得起放得下者，加1歲；回家老是計較某事者，減1.5歲。
(30)興趣廣泛者，加1歲；沒有興趣、愛好者，減1.5歲。

以上計算是以當地男女平均期望壽命在80歲爲基礎的，如果有高有低，可做相應調整。而且，此預測更多的有遊戲性質，只是可以幫助各位自我調整時並預測自我壽限時有個參照係數而已！

四、延年祕訣：節撙守道少「扣分」

致壽之道有四：曰慈，曰儉，曰和，曰靜！

——《妙香室叢話》

筆者所帶領的研究團隊接受了「中醫學核心價值體系及其轉型研究」。研究中我們發現：中醫學的核心價值體系如果給予高度概括的話，可以說就是「守道、節撙」。所謂「守道」，即自然界有它的內在規律，這個規律，中國先賢稱其爲「道」；明理的人，做什麼都會遵循這個「道」，不可違背，否則將遭受其懲罰。欲延年養生，則須順應相應的規律，或者說恪守其「道」，這就算活得明白，也就是莊周所說的進入了「達生」「衛生」的境界。而要恪守其「道」，很重要一點就是學會「節撙」，學會遵循規律的同時，也學會在一些方面有所克制。

這也可以看作是現代養生的基本原則。

1.三萬多，好好活，慢慢拖！

有一個段子說得好：每人都是三萬多（天），要學會好好活，慢慢拖！它包含了一個深刻道理：遺傳給以每人的壽限都是差不多的（這也可以看作是「道」）；但表現在每個人身上，結果卻差異很大——會活的人，善於控制自己的節奏與行爲，減少損傷，盡可能不被「扣分」。就像在競技運動場上做長時間的比賽一樣，目的就是「挺住」，不亂來，以不丟分爲前提，而不是一開始就拚命搶先，如此，一則難免違規而被「扣分」，二則難免消耗太大，後面支撐不了。這是一個含有深刻哲理的比喻。

前面的「壽命公式」顯示：人類理想的生命狀態可活到一百二十歲，甚至可達一百五十歲！在這壽限內，接下來的就是無窮無盡的減壽因素：抽菸減壽，醉酒減壽，通宵熬夜減壽，過度疲勞減壽，情緒拂抑減壽，持續焦慮減壽，大病一場減壽更多。因此，欲養生延年，就得避免減壽因素，少被「扣分」。「守道」就是強調要遵循生命規律；「節撙」則主張有所克制，如此可儘量減少減壽因素。就像在競技場上，嚴守規則，不會被扣分，從而能贏得最後。

其實，這個道理應用於事事皆通。例如，再好的車，哪怕賓士、寶馬，一直超高速運轉，把油門踩到底，一方面車禍發生機率大大增加（就像人一樣，過度快節奏，生病機率大大增加）；另一方面這輛車肯定加速報廢。因爲長期過度使用，要不了多久，就要報修，不可能像其他正常行駛的車，用到應有的年份。

用王一方教授的話來說：每個人，不是排著隊走向醫院，就是排隊走向墳墓，這是「道」（規律），誰也無法迴避！你能夠做的，只是決定以什麼方式來「排隊」（接受結果）。優哉遊哉慢慢排，活好每一天，是一種方式；急吼吼，拚了命往前衝，不顧後果，不計代價，也是種活法。後者也許在前期可以很輝煌，很光鮮，但一定是縮短總進程，甚至中途摔倒，或者折壽！

2.蠟燭現象：長壽不在於吃人參

由於受傳統觀念影響，有人希冀於服用補品（如人參之類）來獲得長壽。這在30～50年前，營養不足、代謝低下的時代，也許是正確的。但對今天來說，這恰恰有可能是「催命曲」。因爲今天的人，營養過剩、代謝旺盛已是主要問題。就像今天的整個生活節奏，遠遠比以前快得多，人們都像是上緊了發條一樣，拚命地往前奔跑。

又如，過去很少使用的術語「上火」，現在已變成人人皆知的口頭禪了。

人參等補品中醫學歸納其功效爲「補益陽氣」。其實，它是助「火」的，只適合於功能低下的虛損狀態，可加強代謝、增加活力。早在20世紀70年代末，中醫藥大學就有過一個經典的研究：用補氣／壯陽藥給予那些虛損的實驗（造模）動物，發現短期內的確可以促使它們功能改善，但很快就懈怠、耗竭了。而滋陰藥卻恰恰相反，短期療效不明顯，但長期的滋補功效卻不錯！

作爲中醫藥歷史經典名方，朱丹溪是「相火論」的創始人，他創製的延年益壽名方「大補陰丸」和「補陰丸」，用的都是瀉火方法。所謂瀉火，主要藥物是知母、黃柏、豬脊髓等；其實，就是抑制代謝，讓代謝減慢，別太旺盛。因爲朱丹溪生活在南宋時期魚米之鄉的浙江中部，當時求診的患者很多都是有錢人，營養不差，就是虛火旺盛，所以用這種方法可延年益壽。這與當今情況頗爲相合。

其實，長壽與否也可以參照「蠟燭現象」：蠟燭燃燒得越快、火勢越旺，能夠燃燒的時間就越短；蠟燭的火勢小一點，恰到好處，其燃燒壽命越長。

所以，除非特別虛弱的人，一般情況下如盲目亂用補品，特別是人參之類，想以此提高體力，延長壽命，結果很可能是火上加油，適得其反。筆者從20世紀80年代後期臨床就看到很多吃人參的人，吃了更上火，吃出病症，吃出很多問題來。

我們早先曾有過動物實驗。20世紀80年代帶學生做的小白鼠實驗，給3組小白鼠分別餵養人參、大黃和蒸餾水，後兩組作爲參照；本意是想看看人參等補藥能否增強體力，能否延年。非常有意思的是：餵養人參組的小白鼠毛髮很光澤，體形也很好，長得也很快，體力明確增強，免疫指標亦有改善，但是平均壽命卻有所縮短，比正常小白鼠要短上將近20%。這就使筆者聯想到中醫學的一個經典理論：「壯火／少火」學說。

3.少火生氣，壯火食氣

《黃帝內經》有「壯火／少火」之說，強調「壯火食氣」，「少火生氣」。所謂

「少火」，指生生不息、恰到好處的生理功能活動，有助於「生氣」，幫助身體處於適度代謝的狀態；相反，過分旺盛的功能活動（壯火），則大量消耗能量（食氣），最終導致機體衰竭。其實，幾個字揭示了一個深刻的道理：恰到好處才是最佳。這類現象普遍存在。前面說了蠟燭現象：兩根同樣長的蠟燭，一個火勢特旺，看上去很有氣勢，很有火力，不過很快就燒完了。也許正常情況下（少火）能點燃一個小時的，火勢很旺的前提下（壯火）可能只可持續半個小時。不正是「壯火食氣」「少火生氣」之理嗎？其實，**人的壽命是有限度（壽限）的，代謝的頻數或細胞分裂的總頻數也是有限度的，功能的過分動員，過分旺盛，必定導致很快損耗，最終折壽。**

筆者的老同學胡文俊教授在做研究生專題時做了一個研究，那是20世紀70年代末80年代初的事，研究的是老運動員健康狀態及壽命情況。他研究了當時還活著的五六十年代的主力運動員。結果發現：大運動量的運動員是沒有長壽的，健康狀態也不比常人更好。所以，晉朝的養生名家陶弘景就說得很好：「人欲常動，但不可大疲耳！」人需要經常活動，但不可超過極限，多麼辯證啊！

4.為什麼居住地緯度越高，壽命越長

筆者早就注意到，生活在高緯度高寒地區的人群，普遍壽命很長；而生活在赤道一帶的，則普遍期望壽命偏低。拋開經濟發展等因素，與居住地溫度相關的壽命差異還是非常明顯的。至少，其中一個解釋是：環境溫度低，能量釋放較慢，代謝也隨之減慢之故。這也可以作爲「壯火食氣」「少火生氣」的現代注解。

有學者研究發現，若能將人的體溫降低2～3℃，人的壽命可由目前平均的七十多歲延長到一五〇歲。例如，像生活在寒帶的人一樣，壽命會長10～30年。因此，有學者提出延長人的壽命，可用降低體溫的方法。

美國生物化學家時特魯博士甚至突發奇想，試製了一種冰櫃，每晚在冰櫃裡睡覺，可使人的體溫逐步降至15℃左右，次晨冰櫃又會自動升溫到37℃，人可以照常生活、工作。如果這種方法推廣，並運用於人們的日常生活中，「低溫長壽」就具有現實意義了。

也許，用冰櫃並不現實，也不可行，我們自我適當控制一下節奏，減慢一下步伐，可能會有類似的效果。

5.防範慢性病，「少扣大分」

前已述及，影響健康及壽命的，主要是心血管疾病、癌症及代謝性疾病等，而這些疾病大多可以有所防範。特別是心血管疾病和代謝性疾病，70％～80％可以借助生活方式調整及行爲矯正等，做出有效防範。因此，控制這些疾病就成了提高平均壽命的關鍵性因素。

筆者經常拜訪一些年長的成功人士，不管是經商的、從政的或從事學術研究的，也經常接診各式各樣的有成功背景的腫瘤患者，大至政府官員，小到企業家等，發現他們年長後都有一個特徵：開始追求生命的長度和寬度，懂得捨棄，特別講究生活方式優化問題，都把追求白壽視爲目標，常常後悔於過去的不夠節制。這些人現在都是成功人士，他們尚且如此，我們不更應該如此嗎？其實，防範慢性病並不很難，而防範了慢性病，就可避免被扣「大分」，在你的長壽籌碼上加上重重一注，何樂不爲？

延年，其實沒有祕訣。就像我們前面講到的壽命公式一樣，儘量減少被扣分，特別是扣大分，則是關鍵。而少被扣分所要做的，就是盡可能遵循規律！就像玩遊戲和體育比賽一樣，只有遵循規則才不會被扣分。

6.輕微饑餓可助長壽

筆者一直宣導「少吃一口，多活一天」，已有多個經典的動物實驗結果證明：適當控制食物攝入總量的動物最長壽。例如，早在20世紀中葉，挪威的科學家就發現3組實驗小鼠，A組動物放開肚量讓它儘量吃，B組按照計算過的標準卡路里（理論上的代謝需求量）控制著餵食，C組則按照標準卡路里的70%限制著餵食。結果，C組小鼠活得最長，較平均要多活30%，B組爲平均值，A組只有平均值的70%左右。換句話說，C組要比A組多活近一倍！這正應了一句古話：「欲要小孩安，常帶三分饑和寒。」當然，這前提是屬於溫飽社會的狀態下，相對富貴的家庭。

英國愛丁堡大學的學者們也做了類似的研究，並在志願者中嘗試了他們稱之爲「輕微飢餓」療法的實驗。他們受啓發於「餵食很少的老鼠，其壽命比其能吃多少就被餵食多少的同類壽命長一倍」的先前結論。據研究者說：人類採取這種「永葆青春的飲食法」，理論上說，可以活到一二〇歲！其實，「輕微飢餓」導致動物與人健康長壽的機制不難理解，就是減緩了代謝。因爲細胞死亡促使了衰老，代謝加速則死亡更快到來；此外，輕微飢餓還會激發體內潛能，讓每一代謝頻次的細胞「拖著」，不容易死亡。然而，「輕微飢餓」不是長期處於營養不良的半飢餓狀態，也不是簡單、盲目地節食，而是食宜少而精，多吃低熱量、高營養，特別是膳食纖維等。

7.「腰帶長壽命短」與「千金難買老來瘦」

西方有句諺語「腰帶長壽命短」，中國有句古話「千金難買老來瘦」，說的是一個道理：胖瘦與壽夭有關。

瑞典醫學專家對腰圍與壽命關係進行了前瞻性研究，發現不論男女，腰圍粗細均和壽命長短有關係。他們分別對八五五名男子和一四二六名婦女進行了追蹤觀察，發現：55歲左右的男子如身體較瘦，但腰圍卻粗大者，29%的人活不到70歲；但如身體較胖，腰圍卻比較細者，有95%的可活到70歲以上。至於腰圍和臀圍同樣長的人，壽命更短些，屬於最危險的體型。

何以如此？美國史丹福大學的學者解釋：腹腔內的脂肪細胞比身體其他部位的脂肪細胞更加活躍；且因部位關係，這些過分活躍的脂肪細胞會把三酸甘油酯和膽固醇釋入血液中，分解成極低密度脂蛋白，這種脂蛋白很容易在血管壁上沉積成「脂肪斑塊」，引起動脈粥樣硬化、冠心病、心肌梗塞、中風等疾患，這些疾患導致折壽！

這又與上述話題「扣」上了：控制飲食，「少吃一口」，加強活動，既可以縮短腰帶，也可以減少疾病傷損，因此，足以多活幾天！

8.多病也可長壽

多病也可長壽，這似乎是個令人不解的悖論。其實，這不難理解。我們先看看事實，美國人壽保險公司曾對百名逾百歲的老人進行調查，其結果令人驚訝：體弱多病者往往也可以長壽。的確，隨著醫學的發展，體弱多病者長壽已成爲不爭的事實。他們的解釋是：人患某些疾病如獲得痊癒後，反而增強了對該病的抵禦能力。而且，中青年時體弱多病，年老後卻老當益壯也不少見。至少，這些人嘗過病痛滋味，更善於自我保養；每每有病就及時求醫；生活也不再放縱，信奉「節撙守道」，不再爭強好勝，不為小事惱怒，故可「慢慢拖」！很多人同樣可以長壽。

的確，多病卻長壽者，筆者接觸中並不少見，可以說是常見的！當然，這有幾個前提條件：一是其所患之病，第一時間控制得不錯；二是「必病者生死切心，自訟自克」，患者自我深刻醒悟；三是善於減慢生活節奏，減少對許多身外之物的追求。

至於多病長壽的原因，除了上述的之外，還有幾點值得特別重視：首先，此類長壽者往往偏於清瘦，可能是前期疾病所致，也可能是他們自我節制因素；清瘦者心腦血管疾病少見，代謝性疾病基本上未見！這是他們長期維繫的原因之一。其次，他們的舉止每每偏慢，不再會風風火火，這樣能量消耗相對緩慢，「細水長流」使他們的生存期限得以延長。

9.哪怕是微小活動，都有助於長壽

「哪怕最微小的活動，比如一邊看電視一邊舉飲料罐，對人的健康都是有益的。」這是科學養生協會近來推薦的口號。美國《國家癌症研究院雜誌》（JNCI）二

○一二年四月刊載論文指出：運動應成爲癌症患者康復的標準療法之一。這篇論文歸納了60年間45個相關的獨立研究，得出結論：體能鍛鍊既可以防範癌症，也可以降低各種癌症引起的總體死亡率。其發現：運動可使人們在多個指標上獲益，還可以增強免疫力，改善細胞缺氧情況，後者則是促進癌症發展的重要因素。

幾年前，筆者曾做過調查，發現經常參加體能鍛鍊者，五年生存率與生活品質均有所提高，但不建議腫瘤患者從事劇烈運動，而是長期的、輕中等強度的有氧運動。

《科學公共圖書館醫學卷》網路月刊發表的一份研究報告在剖析了65萬名成年人（包括肥胖者）的資料後發現，每天散步15分鐘就能多活2年。就正常體重的人而言，每週5天、每天散步30分鐘就能使壽命延長7年以上。

10.睡眠越多，壽命越短

良好的睡眠是健康與體力的保障，但是睡眠過多卻並非好事，甚至會醞釀疾病，縮短壽命。美國心臟病學會的一項研究發現：每天睡足10小時者，比只睡7小時者因心臟病死亡的機率高出一倍。美國衰老問題研究所在對一批65歲以上老年人的研究中，也得到出了相似結論：心臟病、中風、癌症和誘使自殺的憂鬱症，都與每夜睡眠時間特別長有著顯著的關係。

可以做出這樣的分析：睡眠時代謝明顯偏低，大腦供氧不足，常使人頭昏腦脹，既易誘發心腦血管疾病，又使得血液運行遲緩，血管及腦內凝血塊增加；體力活動的減少，免疫系統功能及體力也會隨之下降，久而久之，各種疾病常常會接踵而至。

因此，注意睡眠狀況，人們常可以活得更長些。理想的是將每天睡眠時間控制在6～8小時最爲適宜；年輕者可以接近8小時；年長者6～7小時足矣。每天超過10小時或不足5小時者，都可能加速衰老，這屬於「病理睡眠」過程，提示身體已瀕於亞健康的危險邊緣。

研究進一步提示，6～8小時的睡眠分兩段進行更為合理些！換句話說：學會午覺，稍微小歇片刻是適宜於健康的，因為它有助於全身功能的張弛結合！

11.社交使人更長壽

心身醫學有個「社會支持」理論，該理論認爲人（特別是現代人）是依賴社會關係而生存的，社會關係越豐富，越和諧，他所得到的社會支持就越多，就越容易守住自己的身心健康，也就越可能長壽少疾患。我們早先的研究也認定：女性之所以比男性總體更健康，期望壽命更長，其中一個重要因素就是女性更樂意與人交往及主動尋求傾訴。這一結論是符合客觀的。

二〇一三年二月，研究人員發現：無論內心是否感到孤獨，社交孤立都會增加老年人的死亡風險，社交生活則有益長壽。倫敦大學衛生保健研究所所長安德魯・斯特普托帶領研究小組，調查六千五百名年過52歲英國男女的社交情況、健康狀況和孤獨感。7年6個月的研究期間，九一八人去世，主要死於冠心病、癌症和呼吸系統疾病。與有正常社交生活的研究對象相比，社交孤立者死亡風險高出26％。

研究人員在美國《國家科學院學報》發表報告說，令人吃驚的是，無論社交孤立者是否感到孤獨，死亡風險不變。換句話說：即使是孤獨者，多參加社會交往活動也有好處。斯特普托解釋說：社交聯繫能夠提供情感支援和溫暖，消解寂寞感，這一點相當重要；而且，還能提供有益的建議和幫助，督促人們按時服藥。這些對老年人的生活尤其重要。

參加社會交往活動的，康復效果明顯優於把自我閉鎖在家中，封閉自己的要好得多。二〇一二年美國加利福尼亞州凱澤・珀默嫩特公司的研究人員發現：婚姻幸福或者與家人、朋友關係密切的乳癌患者，存活機率更高，與伴侶、朋友、母親或姐妹的緊密聯繫有助於她們戰勝病魔。患者確診3年內，社交孤立者死亡風險高達61％。

可見，社會交往是維繫現代人健康生活的重要一環。

第二篇

健康新趨勢

包括現代西方醫學在內的任何一種保健系統，都是其歷史的產物，並且存在於某一特定的環境和文化背景中。

——弗里喬夫・卡普拉

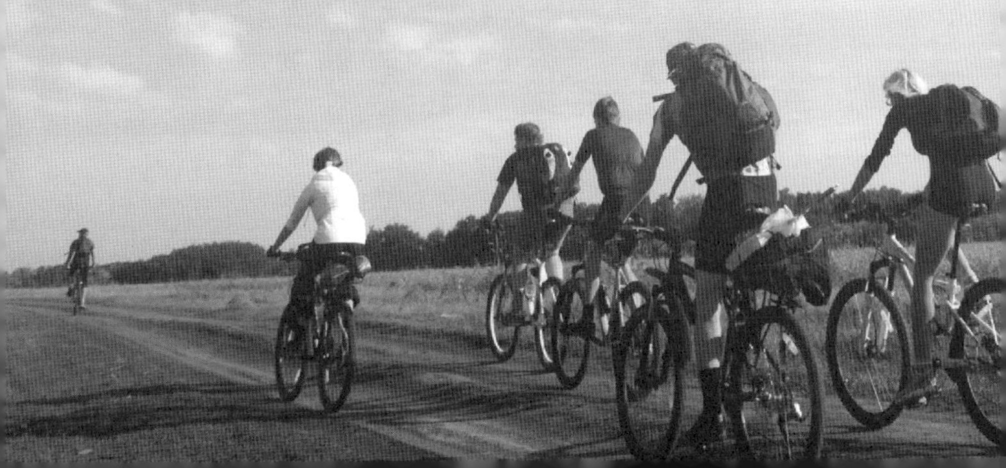

也許，有些人還在爲20世紀的科學及社會進步沾沾自喜。的確，人類已經能夠上天入地了，許多肆虐的烈性傳染病已經被有效控制；一些營養不良性疾病在地球的「多數村落」已基本消失；期望壽命大有延長，值得慶幸。然而，一些睿智的學者還是敏銳地注意到人類還遠未達到可以彈冠相慶之際。遠的不說，愛滋病、SARS、禽流感、伊波拉病毒病等不時來造訪，時時令人膽戰心驚。而一些傳統的常見慢性病，如癌症、心腦血管疾病、糖尿病、精神障礙等，依然揮之不去，而且人類似乎尚無良好對策；癌症等發病率的快速攀升，讓人們的心緒絲毫無法鬆弛，畢竟，癌症、冠心病等高懸著的死亡利劍，誰都不敢輕視。

更何況，今非昔比！至少環境已經非昔日的藍天白雲爲主，水污染、空氣污染、食物污染，還有不可勝數的人類自我製造的環境「激素（毒素）」；加上一連串的危機，資源危機、水危機、糧食危機、生態危機等，因此，理智者一點都興奮不起來！畢竟，人生存在生態圈中，不是孤立的，更不是萬能的！

時過境遷，現代人類生存的社會及生態圈已經完全不同於以往了。珍惜自身生命及健康者，需要好好地瞭解未來健康發展的新態勢，未雨綢繆，做好籌畫，紮好自我防範的籬笆，守住健康，防範疾患，爭取盡享天年。

一、未來健康新態勢

文明使人類遠離了自然，並以各種常見病為代價。

——盧梭

1. 20世紀人均期望壽命的變化

毋庸諱言，上個百年，全世界人均期望壽命上升最快，上升了30多歲。有資料初步估算，20世紀初，全球平均期望壽命是34～35歲；到50年代初，全球平均期望壽命是46歲；到21世紀初，已經是65歲。當然，其間差異仍是巨大的。按照美國中央情報局（CIA）《世界概況》提供的二〇〇九年的資料：全球平均期望壽命最高的是澳門地區，達84歲，80歲以上的國家（地區）有10多個，如日本、香港、法國、加拿大等；最低的只有32歲；40歲以下的幾個國家幾乎都是非洲的國家，映射出經濟發展與健康密不可分的內在關聯性。這百年來，全球人均期望壽命大幅度提升，確實是可喜可賀之事。

人們進一步分析認爲：上半個世紀，全世界營養不良的改善，部分傳染病的被控制，大約提升了全球期望壽命12歲；下半個世紀，全球期望壽命又提升了約20歲（19歲）。人們分析對這19歲提升的貢獻，認爲生活方式改善加部分傳染性、感染性疾病的進一步被控制，約占了其中的14年；治療方法的高科技化，約貢獻了5年；而後面這個5年中，心血管疾病高科技治療方法的進步，又獨佔鰲頭，貢獻了2.5年。

2.延壽30歲啟示錄

很顯然，20世紀延壽記錄給人們的啓示是：

(1) 經濟及社會發展，對民眾康壽的影響巨大！從澳門及先進國家的平均期望壽命80歲以上，與非洲不少國家的40歲以下，就可以看出這一點。

(2) 生活方式改變對期望壽命提升的貢獻大於純粹治療疾病的高科技方法！

(3) 相對說來，營養不良性疾病及傳染性、感染性疾病，是原因比較單一，機制比較單純的疾病，完全可以用線性方程解釋其病變過程；故人們採取針對性的措施常可收桴鼓之效。而其他疾病（包括心血管疾病等）通常機制要複雜得多，絕非單純的線性方程所能揭示；令人眼花繚亂、不可勝數的高科技疾病治療進步，僅僅貢獻了5年，就和其機制及影響因素錯綜複雜有關。

3.延壽中將有慢性病相伴

《老子》曰：「福兮禍之所伏！」人類的延壽，自是好事，但也潛伏著不幸。一份新近的研究報告尖銳地提出了這一問題。二〇一二年十二月底《柳葉刀》公佈了一項全球健康研究報告：人類與一九七〇年相比平均壽命增加了10年，但這幸運的10年中，大部分時間卻是在與癌症等疾病做鬥爭。

《柳葉刀》的這項研究匯總7個分專案研究結果，指出：到二〇一〇年，男性出生時的預期壽命與一九七〇年相比已上升了11年，女性上升了12年。但是，儘管人們活得更長，卻更多地受到疾病的侵擾，罹患如癌症和心臟病等非傳染性疾病的患者越來越多。哈佛大學公共衛生學院的研究者喬希·薩洛蒙說：「在過去的20年中，全球人類的壽命已增加大約5年，但其中只有約4年的健康壽命。」他說：「可以把這理解爲相當於增加了4年的健康和1年的病痛。」

4.健康威脅的悄然改變

上述傑出的研究彙集了來自五十個國家近五百名作者的工作，整合了來自學術研究論文、屍檢報告、醫院記錄和普查的資料，覆蓋一八七個國家和地區的二九一種疾病和損傷類型，揭示出健康威脅的悄然改變。

研究顯示：除了撒哈拉以南的非洲，其他地區出現明顯轉變，人類的病痛從多發於較低齡人群的營養不良、傳染病和出生併發症等傳統疾病，轉化爲癌症、心臟病和糖尿病等可能持續數年的疾病。

薩洛蒙說，病患喪失勞動能力造成的負擔日益沉重，「意味著額外的醫療需求，社會與財政成本增加，以及在衛生保健服務系統方面的需求」。

研究報告說，二○一○年，癌症、糖尿病和心臟病等非傳染性疾病佔據每3例死亡中的2例，而一九九○年的比例僅爲二分之一。

二○一○年死於癌症的人比一九九○年多38％，從五八○萬人上升到八○○萬人（也有資料證實：該年有八七○萬死於癌症的）。

營養不良、傳染病、孕產婦和新生兒疾病的死亡數量從一九九○年的一五九○萬下降到二○一○年的一三二○萬。

專案的負責人、華盛頓大學衛生統計評估研究所的克里斯多夫·默里說：「現在最大的問題是，真正與貧困相關的疾病風險在全球層面上轉變爲與一系列跟非傳染疾病和人類生活方式更密切相關的風險。」

研究報告說：二○一○年，高血壓（造成九四○萬人死亡）、癌症（造成八○○

萬人或八七〇萬人死亡）和吸菸（造成六三〇萬人死亡）是全球人類健康面臨的最大風險，緊接其後的是酒精中毒（造成五〇〇萬人死亡）。

不健康的飲食和缺乏運動也與約一二五〇萬人的死亡有關。

研究還指出：精神障礙、濫用藥物、糖尿病和肌肉骨骼疾病導致更多的人漸漸失去勞動能力。

默里說：「這些疾病將導致人漸漸失去勞動能力，往往與年齡有關，因此，隨著人口年齡的增長，早亡率下降，更多的人進入這些疾病多發的年齡組。」

簡單說：好消息是人們的期望壽命有所延長了，壞消息則是所延長的這些年月裡，有25%不得不將與癌症、冠心病等疾病相伴隨，而這就是辯證法。

因此，要坦然接受這些趨勢，提前採取防範措施或許可以減少延長歲月裡的疾病痛苦。

二、嬗變著的生存環境

誰不從過去的錯誤中汲取教訓，誰就註定要重蹈覆轍。

——筆者題記

1.驟變的時代，茫然的人們

21世紀，人類跨入一個新的歷史時代。近30年來，世界發生了巨大的變化。這些變化很難一一羅列，但多少都對生活在其間的人產生著影響，因此，瞭解這些變化，對未雨綢繆把握自己的健康有益。

近30年來的時間，世界正在經歷著巨大的衝擊，存在著較爲明顯的客觀壓力和衝突。可以把它稱爲驟變的時代，而生活在其中的則是茫然的人們。

(1)人口爆炸。世界人口自一九四〇年開始已激增了3倍，二〇一一年十月聯合國公佈的最新統計數位顯示：「世界人口將在幾年內突破70億大關。」聯合國報告指出：「到本世紀中期，世界人口將增加20億，其中大部分人口會出生在貧瘠地區，他們將使飢餓、貧窮和環境問題雪上加霜。如果我們無法控制增長幅度，地球自然生態系統將會崩裂，人類將面臨滅頂之災。」小小寰球將不堪重負！

(2)資源緊缺。正常消費與非正常消費（浪費）並存，能源、水源、各種不可再生性資源出現全線緊張、匱乏。石油爭奪已全面開戰，油價一路飆升。現在人們一方面利用掌握的知識和技術去不斷尋找、發現、開採新的資源；另一方面，隨著探查、開採以及研發能力的提高，還有很多新的替代資源有待發現。

(3) 生態失調，環境污染。工業文明衍生出環境污染，公害蔓延，自然生態受到嚴重破壞，地球上已找不到一塊純粹的淨土了，很多疾病的發生與生態失調有關。生態問題、氣候問題、環境問題已經是涉及人類能不能進一步延續下去的關鍵。近幾年來霧霾大範圍流行，且持續不消退，許多呼吸道疾病大發作，肺癌發病率、死亡率更是快速飆升，都是其惡果。

(4) 環境激素危害。工業革命以來，人類研發了約30萬種合成化合物，這些大都是原本自然界所沒有的。人們沾沾自喜於人類偉大創造的同時，卻忽略了它們可能的威脅。這些化合物存在於環境中，悄然地影響著人們的身體，故其被稱爲環境激素。其中，只有不到一千種人們對它的毒性有所瞭解，更多的人經常與其打交道，卻並不知其危害，如三聚氰胺、蘇丹紅等。粗略估計：環境激素至少已經造成成百上千種新的健康問題，它們都有可能在冥冥中傷及我們的健康。

(5) 災難頻發。且不說久遠的事，21世紀以來，世界發生的大自然災難的人員傷亡及財產損失就難以計數，地震、海嘯、龍捲風、洪水、乾旱、火山噴發等頻發，僅二〇一一年就有紐西蘭地震、美國大雪、日本大地震、美國中部龍捲風、智利火山噴發、中美大旱、泰國洪水、土耳其強震等發生；就在寫本書的時候，3～4天間也有幾地發生了大地震——伊朗及中國雅安、雲南、臺灣花蓮等，正在考驗人類的應對能力及生存智慧。

(6)混亂持續。放眼望去，暴力事件頻繁，局部爭端和戰事困擾，恐怖活動、宗教戰爭頻繁，社會無法安寧。大的可稱戰亂，小的則可稱混亂。今天的許多大的戰亂和衝突就深層次而言，是文明的衝突、宗教的衝突、利益的衝突，殊難平息。後者更是不計其數：波士頓爆炸、化肥廠爆炸等。因此，混亂似乎無處不在，此起彼伏，難以平息。生活在其間的民眾，惶惑不安，心緒難寧。

(7)經濟問題。經濟競爭也是深層次不安寧的根源。從全球看，南北差異正急劇擴大，世界首富的個人資產，足以抵上七、八個最貧窮國家的國民生產總值。從局部看，情況類似，不同人群之間的貧富差距也日趨加劇，而且，這種鴻溝只會越來越大。這又激發了永無寧日的競爭、對抗及生存壓力，可能會讓人無法承受。

2.新的需求越來越高：

儘管存在著諸多的問題，近半個世紀以來，大多數人客觀生活條件改善，人自身價值提高又滋生了許多新的生活需求。包括：勞動過程省力化，體力工作已越來越少，工作時間越來越短；生活品質高級化，要求在溫飽基礎上實現物質生活和精神生活的豐裕、舒適、豐富多彩，講究享受。

◎健康方面的需求也全面化：

以前吃飽、穿暖就好，現在不僅要別生病，且渴求身心健康，體能與智慧俱佳，無疾、強健而長壽。且同樣的事，現在要求也大不相同：過去吃飽即可心滿意足，現在吃要花色品種多樣、合乎營養的食品，還需各種保健食品、滋補藥膳、各種飲料，甚至各種挖空心思的特種食品等。

3.越來越快的生活

在這種氛圍中，人們的步態越來越快，生活節奏及競爭性越來越強。以前「日出而作，日落而息」，「采菊東籬下」的雖簡樸、貧窮，但合乎自然的農耕生存方式，已完全讓位給了只講效率及競爭的現代生活。因此，都市裡每個人都踮起腳尖，拚命地向前奔跑。一邊奔跑，一邊喊累，一邊還是鼓吹大家快跑。但是，大多數人卻不知道為什麼要這樣奔跑，且不明白方向究竟在何處。

4.與生態隔離，與自然疏遠

最大的問題還在於與生態的隔離，與自然的疏遠。國外有學者認為：我們已發展到了上述這種地步，從而打亂了地球上原本的平衡狀態，以致威脅到所有人的生存。

只不過人們津津樂道於表面的進步和短暫的快感，猶如溫水中的青蛙，對即將到來的危機渾然不覺。

許多生態學者們則不然，做了一些前瞻性的研究，在此很有醒世意義。

例如，我們沾沾自喜於罐裝的精美食品，有學者研究了天然食物與非天然食物的差異，發現幾乎所有的動物對非天然食品都有著相同的消極反應。美國加州的費朗西斯·波廷傑博士透過對九百隻貓進行了餵養實驗，結果發現：使用科學配方搭配的食物所餵養的貓，始終存在著飲食缺陷。這種所謂合理搭配的食物包含某種烹飪食物。在其他動物中也普遍發現了類似現象。

更何況，我們離自然越來越遠。人們調侃說：現在是冬天當夏天過（暖氣中人們只能穿單衣），夏天當冬天過（空調的冷氣中，有人需要厚衣服）。如此結果，只能是暖房裡的花朵，弱不禁風。今天的過敏性疾病非常常見，與此不無關聯！

5.食品安全

其實，人類的情況更爲典型與可怕，而且涉及食品安全問題。暫先不說餿水油、添加劑這類不良商販所造成的一系列嚴重問題，僅就人們已經認可的超市加工食品而言，就存在著問題。現代食品業被認爲是朝陽產業，生產著大量精美且可口的現成食品，超市裡唾手可得！但是，人們想過沒有，所有的這些加工過的食品，保質期長了，色澤鮮豔了，味道可口了，使用方便了，但離自然卻越來越遠了。所有這些效果的取得，代價是添加一些東西，或許無害，或許有損！多少人丟棄了原本樸實的膳食方式，對此趨之若鶩。其實，其中潛藏著健康威脅。臨床上，我們就發現多例因爲長期只是享用超市食品而出健康問題的。

6.長期慢性的激動狀態

上述的種種客觀變遷的或主觀壓力，導致了今天的人們心身始終處於高度緊繃的慢性應激狀態，社會生活節奏加快，緊張、焦慮、恐慌等一系列因素引發了疾病排行和死亡排行的根本性改變。許多文明病和心身疾病與日俱增，各種健康危險因素，如文化、個人行爲、性格特徵、緊張狀態、吸菸、吸毒、酗酒、家庭瓦解等，構成了對人類健康的一系列新的威脅。

比如說：國外研究已經明確，過去一百年間，男性精子數及品質大幅度下降。20世紀30～40年代，先進國家正常男性的精子密度爲七〇〇〇萬CC～一．五億CC，平均在一億CC；現在，達到這水準者寥寥無幾，多數少於二〇〇〇萬CC，而且精子的品質不如前。這可以解釋先進國家的人口遞減問題。而造成這一結果的原因是多方面的，除環境激素該負主責外，上述其他因素也都起著推波助瀾作用。

麻煩的是，人們對今天構成人類生存的諸多威脅，以及人類健康狀況和體質的持續惡化（如學校辦運動會，居然很多學生暈倒）幾乎普遍的無知和漠視。

所有這些，都急需提醒注意，及早加以防範！這才是養生保健，守住健康，爭取延年益壽的關鍵所在。

三、健康殺手，悄然驟變

> 人類不再是死於感染、營養不良和衰老，而是死於心臟病、中風、癌症、糖尿病、高血壓、慢阻肺等。
>
> ——世界衛生組織報告

1. 21世紀，截然不同的死亡排行

隨著社會的進步、生活方式及環境的改變，疾病發病情況及其致死危害程度的排序也在不斷變化中，這種變化我們常常稱其爲「死亡排行」。疾病排行、死亡排行等

的改變，很能折射出一些問題。

一百多年來，全球疾病排行、死亡排行的變化巨大。以美國爲例，美國死亡排行的前4位疾病（即致死人數最多的前4位疾病）：

一八八六年，腹瀉、神經系統疾病、肺結核和肺炎。

一九一六年，心臟病、肺炎、肺結核、腎病。

一九七四年起爲心臟病、腫瘤、腦血管病、意外事故。

目前，前4位至今依然居高不下，緊隨其後的是糖尿病、高血壓和肥胖疾患。

可見，早先以感染性疾病爲主，20世紀70年代後，先後變成了以生活方式病占絕對主導。

2.現代「瘟疫」：生活方式病湧現

所謂「生活方式病」，是對一些慢性非傳染性疾病的簡稱，這些慢性病主要是因爲不良的生活方式所致，多見於先進國家。所涉及有肥胖、高血壓、冠心病、中風、糖尿病和癌症等。這些疾病現在牢牢地佔據了疾病排行及死亡排行的領先地位，且其地位短期內似乎不可動搖，故人們驚呼：這些是21世紀的「瘟疫」。世界衛生組織（WHO）二〇一一年在莫斯科發佈了首份《全球非傳染性疾病現狀報告》，指出：

「慢性非傳染疾病的上升給我們帶來了巨大的挑戰。對某些國家而言，將這一情況形容爲迫在眉睫的災難絕非誇張；這是一場對健康和社會，最重要是對國家經濟帶來的災難！」

更麻煩的問題還在於：WHO認定，受這些慢性病所累的國家不僅僅是先進國家，下一步將更快地席捲發展中國家。WHO強調：「還有一種誤解是：慢性病主要危害老年人，但我們的報告證實，慢性病死亡總數的四分之一都發生在60歲以下的人群。」美國人爲什麼健康問題集中在50歲左右，一大原因就在於此。

3.精神障礙性疾病蔓延

近幾十年來，因生活方式劇變，導致精神障礙患者驟然劇增。一些超大型都市人群憂鬱症發病率超過10%，有憂鬱傾向的接近25%，而且尚無可靠療法加以徹底控制。二〇〇九年美國某機構推出治療費用最貴的十類病情，精神障礙位居第一。

4.新舊傳染病肆虐

傳染病是由各種病原體引起的能在人與人、動物之間相互傳播的一類疾病。透過努力，現代醫學「攻克」了許多傳染病，如天花。這曾經是現代醫學引以爲傲之事！

然而，目前有些舊的傳染病「死灰復燃」。例如結核病，20世紀80年代人們曾爲將其控制而歡躍。10多年後，全球每年死於結核病者又高達三〇〇萬。

WHO於二〇〇二年公佈了全球上一年死於傳染病的人數，前幾位的分別是：下呼吸道感染（包括肺炎、流行性感冒、支氣管炎等）三九〇萬、愛滋病二八〇萬、腸胃炎一八〇萬（原因爲霍亂、大腸桿菌等）、結核病一六〇萬……遺憾的是，由於人類亂用抗生素，大量耐藥菌株出現，成爲無藥可控制的超級菌株。如現在的結核病，70％以上是由對抗結核藥的耐藥菌株所致。

更令人不安的是：新的傳染病不斷湧現。近40年來全球新發現了數十種傳染病。其中，二〇〇三年肆虐的SARS，一時間讓人人惶恐不安；二〇〇四年的禽流感又鬧得世界不寧；二〇一三年的H7N9禽流感再一次令人驚駭。他如伊波拉病毒、瘋牛病、口蹄疫、0139型霍亂，也都讓人談之色變，造成一陣陣世界性恐慌。特別是愛滋病（病毒感染者可能達千萬），全世界的患者已超過四二〇〇萬，30年來已造成二六〇〇多萬人死亡，超過第一次世界大戰中總死亡人數。謂其爲瘟疫，毫不爲過。而這些現代超級瘟疫，大多非單純的生物醫學方法，包括抗生素類所能控制，這更加劇了災難性後果。

5.遺傳性、先天性疾病居高不下

遺傳性疾病，是指因受精卵中的遺傳物質（染色體、DNA）異變或生殖細胞所攜帶的遺傳信息偏差所引起的子代的性狀異常。而且，這些子女結婚後還會把病傳給下一代。此外，還有一些先天性疾病，也是一出生就有，但不屬於遺傳疾病，往往是母親在懷孕期間接觸環境有害因素，如農藥、有機溶劑、重金屬等化學合成品，或過量暴露在各種射線下等所引起的胎兒先天異常。儘管基因研究有可能爲控制部分遺傳性疾病打開一個視窗，但遺傳性、先天性疾病發生率仍居高不下。

幾百年來，人們在工業革命中發明或合成的諸多新的化合物，有許多就被稱爲「環境激素」，它們像幽靈一樣，充斥在我們的環境中，時刻影響著你我的生活和生命，有的可以損傷或改變某些人類基因，或者干擾胚胎孕育過程。因此，這兩類疾病的發病率還在不斷飆升之中。更有資料證實：有些污染嚴重的中小都市，新生兒的畸胎率已經接近可怕的五分之一。對此，長時間內，人們暫無良方對付或控制這些疾病，故要警惕「環境毒素」幽靈般地戕害人類健康與生命。

6. 現代社會病

「社會病」不是一個專業稱謂，只是一種俗稱，指社會因素起決定作用，並與現代生活方式和行爲密切相關的疾病或社會病理現象。許多疾病與現代社會生活有著密切的關係。例如：環境污染導致大量公害病蔓延；某地因煉汞，導致了幾萬人致畸、致殘、致死；吸菸、酗酒、吸毒、自殺、兇殺、不良飲食習慣和營養結構等人類行爲不僅帶來一連串的社會問題，亦嚴重威脅著人類健康。又如，食品安全問題越來越成爲較爲突出的社會健康危害，毒奶粉、地溝油、添加劑、農藥殘存量等惡性事件層出不窮。

7. 濫用藥物

所有化學合成藥物，以及部分手術操作和療法等，都有著利弊兩重性。過度依賴醫藥及某些療法，特別是濫用藥物，可導致嚴重的健康危害。

據統計，美國每年約二百五十萬人死於濫用藥物。

四、亞健康：伺機作亂的「病源」

古人善為醫者，上醫醫未病之病，中醫醫欲病之病，下醫醫已病之病，若不加心用意，於事混淆，即病者難以救矣！

——孫思邈

1.亞健康：病前狀態

中醫學素來強調「上工治未病」。高明的醫師在病剛剛有點苗頭時就努力加以控制。而這「未病」近來成了百姓的口頭禪，不過不再叫「未病」，而是稱爲「亞健康」。都市上班族，幾乎人人知道亞健康，人人樂於承認自己處於亞健康狀態！

何謂亞健康：亞健康可以定義爲是介乎健康與疾病之間的一類狀態或一個過程，其本質大多是可逆的心身失調。

說得通俗點，亞健康是從健康到疾病過程中的「中間站」——還沒有發展到疾病階段，有患病危險了，但還有迴旋餘地，還有「恢復」健康的可能性！

亞健康發生的原因，主要就是生活方式。諸如壓力太重、起居不當、飲食不注意、不斷遭受挫折、文化與倫理衝突等都可以成爲原因，主要的還是壓力太重等。

2.亞健康的特點及後果

專案研究確認：今天所說的「亞健康」，本質上是一類由神經內分泌免疫網路系統造成的，常以疲勞、虛弱等非特異性症狀爲主要表現的，或兼及循環、消化系統等部分功能偏差，並可累及內分泌、代謝與免疫等某些功能異常的一大類心身失調。它本質上是一類持續的慢性應激狀態。研究已經肯定，慢性應激很可能是常見慢性病的前期表現。

亞健康是可逆的，也就是可以有所恢復。但如果持續發展下去，則往往後果較爲嚴重。回顧性研究證實：部分癌症、冠心病、高血壓、中風、心臟猝死、糖尿病、精神障礙，以及一些稍微少見但也不容易控制的諸如膠原系統疾病、過敏性疾病等，也可以由亞健康所誘發，或爲亞健康所促使。

簡單說，亞健康是身體狀態有警報了，就像是車已經有故障了，該檢修了！及時檢修，或許可以彌補車（身體）的進一步損害（生病），甚或規避重大車禍（死亡）；繼續勉強行進，那很可能造成器質性傷害，出現不可逆轉的疾病後果。

特別要強調的是，回顧性研究提示：許多的猝死個案，前期都經歷了一個或長或短的亞健康階段。當時若能及時止步，多數悲劇或許戛然而止，可以避免。可見，重視亞健康，對每個人來說，自有積極保命防病意義。

3.亞健康的3種類型

就亞健康而言，作爲一大類心身失調及慢性應激，它又可以表現爲不同性質的失調。這大致可細分爲3類。

(1)以「疲勞」爲主的，間可見到虛弱、免疫失調、消化不良、性功能低下等不同的綜合狀態。這些可稱作「亞健康狀態」，也可稱爲「綜合症狀性亞健康」。

(2)僅出現某些單一的症狀，如失眠、便祕、健忘、疼痛等，其他方面並無異常；這些症狀可影響生活品質，是偏離健康的徵兆。長期持續更有可能導致病變，可稱爲「單一症狀性亞健康」。

(3)僅表現爲某項指標的不正常，本人沒有不適感，尚不足以確定爲患上某疾病的，如血脂偏高、血壓不穩定、血糖稍高等，此稱「隱匿性亞健康」。如不加以注意，任其發展，常可進一步演化成某種疾病。

4.亞健康狀態面面觀

筆者在專題研究中，共調查了1.5萬例對象，人群來自全國8個不同的地區；男性多於女性；超過半數為已婚人士，未婚人士也占到39%；學歷普遍較高，大學及以上學歷占56%；職業群分佈較廣，包括管理人士、專業人士、服務人員、學生、工人、農民等。

根據這次調查結果，並結合國內相關的其他研究成果分析：約70%調查對象不同程度存在持續疲勞狀態。而其中約36%可以視為需要引起高度警覺的、非一過性的、較嚴重的慢性疲勞狀態，慢性疲勞中尤其以35～55歲人群為多見。這些人群中，潛在猝死之類危險的群體，占了相當的比例（不下半數）；需要努力加以告誡，令其警覺，即刻做出有效防範。

虛弱狀態的相對少得多，只占整個人群的17%，而且以接近中老年人占了多數；多數虛弱者同時伴有疲勞狀態。應該說這些人已經有所警覺，畢竟他們的症狀比較明顯且突出，因此多少自我已經有所認識。

免疫失調狀態的比例不很高，約占21%，而且以女性及年輕人居多！其中，多數（87%）伴有中輕度的疲勞狀態。由於免疫失調者本身症狀比較明顯且難受，因此多數此調查對象已經對身體狀態比較關注，這是好事情。

消化不良狀態約占整個人群的21%，其中只有3%多一點的可以歸爲嚴重的消化不良，需要立即加以治療的。剩下大都屬於與心理因素關係十分密切的，常常因爲情緒緊張引起的消化功能失常，一般調理可以解決的。

性功能低下的比例男女都很低，也許與中國文化比較含蓄，人們不太願意涉及這類問題有關。

所有這些亞健康狀態中，最值得重視的還是慢性疲勞狀態，有持續慢性疲勞並伴有虛弱狀態的，要自我充分警覺了，身體的「紅色警報」已經拉響了，是必須迅速自我採取行動的時候了！

5.單一症狀性亞健康

單一症狀性亞健康也非常常見。最多見的單一症狀有失眠、便祕、健忘、疼痛等。其中，都市居民失眠（或者說有各種類型睡眠障礙）的，占了84%；嚴重的，自我感覺到經常爲其所困的，則占了約46%，也就是將近半數人群有失眠問題。女性高於男性（女性約53%，男性約37%）。學歷越高，常常失眠問題越嚴重；社會階層越高，睡眠障礙也越明顯。很顯然，失眠是個心理導致的軀體問題，往往與壓力及個性有關。個性越認真，失眠越普遍。臨床觀察證實：千萬別小看失眠問題，約70％女性癌症患者，發病前有持續性的嚴重失眠，男性這方面情況好一些，不到30％的患者病前爲失眠所困。

便祕是一個極易被人們忽略了的健康小問題、大隱患。便祕主要集中在女性，女性中超過34％有過長時間的便祕，其中23％素來爲便祕所困。男性相關資料則不到4％。老年人中，便祕明顯比中青年常見，約占總數的22％；男性老人上升到13％，女性老人則上升到41％；也就是說，超過五分之一的老年男性，超過五分之二的老年女性存在便祕問題。

人們往往錯誤地認爲便祕只是一個習慣問題，無傷大雅，其實大錯特錯！觀察證實：女性直腸癌、乙狀結腸癌三成以上先前有頑固性的便祕，男性前列腺癌也有少數前期爲便祕所困。而便祕可以加速衰老過程（特別是容顏早衰）是肯定的，因爲糞便中有大量的代謝毒素沒法及時被排出，相反被重新吸收所致。便祕最大的危害還在於用力努便時，有可能誘發中風或心臟猝死（心腦血管意外）。特別是上了年齡者尤其要注意。

6.隱匿性亞健康

「隱匿性亞健康」可以看作是無症狀性的、只有指標稍微有點異常的亞健康，這類亞健康由於人們對正常指標的界定越來越趨嚴格，故有明顯增多趨勢。隨著年齡的增加，也呈現出上升態勢。對此，我們將在高血壓、糖尿病、高脂血症等相關疾病中進行討論。

7.其他原因的亞健康

亞健康誘因中還包括其他因素。如以環境因素爲主要誘因的「大樓綜合症」，又稱爲不良建築物綜合症、病態建築物綜合症，是指人們長期生活工作在封閉式高層樓宇中所見的一種偏離健康狀態，常見症狀有眼及喉刺激、鼻塞、頭痛、頭暈、噁心、胸悶、乏力、皮膚乾燥、嗜睡、煩躁等。

與環境相關的亞健康綜合症還有「空調綜合症」、陰霾天綜合症等多種。

以心理因素爲主要誘因的亞健康綜合症很多。常見的有（腦力）疲勞綜合症、社會適應不良、憂鬱傾向、焦慮傾向等。

此外，還有資訊污染綜合症、星期一綜合症、長假綜合症等。

特別是電腦的普及，網路的出現與流行，一大類相關的新健康問題正悄然出現。如與電腦普及和過度使用相關的亞健康問題就有「電腦綜合症」「反覆緊張性損傷症」「鍵盤疲勞綜合症」「網路綜合症」等。

再者，還有一些以自我長期體位不當，並集中表現出身體不適的新綜合症。常見的有低頭綜合症、視力疲勞綜合症、書寫痙攣症、坐姿不良綜合症等。

其實，中醫理論中對此早有涉及。《黃帝內經》所說「久視傷血，久臥傷氣，久坐傷肉，久立傷骨，久行傷筋」等，以及《脾胃論・省言箴》說的「多言之過」，「省語以養氣」，《難經》說的「久坐濕地，強力入水則傷腎」，明代醫師高濂所指出的「吾生起居，禍患安樂之機也」，都包含這些意思。中醫所謂的「勞逸內傷」，早期就表現爲一些只是涉及了心身某種偏差的亞健康狀態。

8.亞健康：身體拉響了「警報」

研究證實：亞健康是現代臨床許多常見病的萌發、孕育階段；從健康到亞健康，以及從亞健康到疾病的變動，多數是雙向的，且可逆的，也就是說，可以基本恢復正常的。及時改善亞健康，可阻截它們發展成這些疾病。否則，其結果大都是向疾病轉化；一段時間後發現自己罹患上諸如冠心病、高血壓、中風、癌症之類嚴重的疾病。

研究證實：處於職業巔峰期的人群受到心腦血管和腫瘤等慢性疾病侵襲的危險性越來越大。而它們的發生，大都與不良生活方式有關。追蹤證實：這些患者的早期，大多經歷過一個自我已經體驗到了的「亞健康」狀態時期。這些疾病原本是可以預防的，或至少讓其延緩出現——只要在亞健康階段採取合理措施。其實亞健康可以看成是身體狀態在「報警」，但由於民眾健康意識與預防觀念不強，沒能在「警報」拉響後及時採取必要措施，才導致了比較嚴重的疾患。因此，必須強調：慢性疾病的防治應從日常生活做起，懂得「警報」的意義，善於從干預亞健康開始。

9.警報響了，需採取防範措施

有研究提出：冠心病的一級預防，就與亞健康干預休戚相關。公認的冠心病危險因素包括男性、40歲以上、父母輩有過冠心病史、吸菸（大於20支／天）、高血壓、高血脂、重度肥胖（超重大於30%）、有明確的腦血管或周圍血管阻塞的既往史。其中，高血壓、高膽固醇及吸菸被認爲是冠心病最主要的三大危險因素。早期不一定出現典型臨床症狀，大多可表現爲疲勞、間歇性胸悶等亞健康狀態，此時便積極加以干預，完全可以預防或減緩這一病理進程的。

筆者有位患者，是胰臟癌伴冠心病，他的經歷就很有醒世意義。他是位拚命三郎，20世紀90年代創辦了一家企業，經營得不錯。在二〇〇八年金融危機前，50歲左右的他，又計畫擴張業務，投鉅資創辦了一個新的項目。不期，遇到世界經濟危機，但他已經投資了，進退兩難，只能日夜拚搏。二〇一〇年七月開始後的一段時間，他感到特別累，他知道自己處於亞健康狀態了，老是有虛汗，一陣陣發作的胸口憋悶，但總覺得問題不大，寄希望於再拚搏一下，經營會有起色後，再去全面檢查，休息休息。結果，九月初的一天，他在公司開會時，一陣冷汗，加胸前區憋悶帶疼痛感，很快就失去知覺。被送往醫院，一查，確診爲急性心肌梗塞、冠心病；搶救回來不久，剛剛能夠下床走路，一天午餐後，心窩下劇痛，再做一檢查，確診爲胰臟癌！而在心肌梗塞發生前幾天，他連續三個白晝、兩個晚上沒有好好休息。其實，他事後後悔莫及，早知道如此，七月份就該放慢點節奏，也許情況就大不相同了！可惜，健康問題沒有後悔藥！

某大型企業年輕總裁，才40歲出頭，一段時間老提不起精神，動不動就出虛汗。一查，血糖特別高。某大型醫院權威教授會診後，明確地給帶上了「糖尿病」的帽子，並馬上給予相關藥物。用了幾天，他心裡不踏實，轉而再一查，血糖卻正常了！他又不敢貿然停藥，電話諮詢筆者，筆者讓他先停藥，連續自我查幾天血糖看看，然後找筆者分析。筆者拿資料一看，他只要一開會，一熬夜，血糖馬上不穩定，平素卻基本正常。原來，是個應激性的高血糖反應，屬於糖尿病前期，或者說典型的隱匿性亞健康。便明確建議他暫時別亂用胰島素之類，先從調整生活方式為主，杜絕開長會、熬夜，按時休息，一日三餐注意，加強體能活動，並強調每天盡可能回家吃飯，且與其妻子商量，做好監督工作。由於他自己是總裁，可以掌控，因為懼怕帶上糖尿病帽子，故言聽計從，再加上妻子的叮嚀，三、五年下來，血糖穩定，生活良好，身體也強健多了！

其實，即便是便祕、失眠之類單一的亞健康症狀，也不宜大意，應該積極採取對策，加以糾治！例如，筆者發現，長期的便祕，不僅催人容顏易老，而且可能是直腸癌的前期症狀之一。而都市裡九成以上的女性癌症患者，發病前有持續的失眠。可以說，很多情況下，持續失眠是誘發癌變（或者促使癌變加速）的危險因素之一。

追蹤研究證實：透過對亞健康綜合而積極的干預，不僅可以降低冠心病、高血壓、中風、糖尿病及癌症等的發病率、死亡率，而且透過改變不良生活方式，合理膳食，注意體能鍛鍊，也有助於降低其他各種慢性病及傳染性、流行性疾病的發生率，既省錢，又可顯著提高民眾生活品質。

五、慢性疾病發生的「同花順理論」

慢性疾疴，「非天降之，人自為之」！

——王冰《重廣補注黃帝內經素問》

1.慢性病的機制：盲人摸象

一般而言，對於一些複雜事物，人們只有基本認清其主要機制後，才能針對性地採取對策，並獲得相應的效果。健康領域尤其如此，因爲健康與疾病問題涉及環節眾多，錯綜複雜。

長期以來，人們對當今危害甚大的慢性病，並無良策，原因之一是「盲人摸象」，尚未瞭解其主要發病機制。儘管冠心病是冠狀動脈脂類阻塞，高血壓是血管收縮功能失調，癌症是細胞病變，糖尿病是胰島功能低下等似乎已經明晰，但這些只是一些結果，個中環節及一些具體機制，包括相互間的一些互動關係等，人類基本上仍處於茫然狀態，或者說只處於碎片化認識水準。

而且，這還涉及更爲本質的認知問題。現代人總習慣於對複雜事物給出清晰、單一的機制解釋，就像是這次的禽流感就是H7N9病毒株致病一樣。

其實，上述提到的這些慢性病，其發病原因、機制、過程等不是單一的，而是多因多果的、錯綜的，因此，要破解它，首先需要正確的認知。

2.原因、條件與結果

雞蛋爲什麼會孵出小雞？有說「雞蛋因得適當的溫度而變化爲小雞，但溫度不能使石頭變爲雞子，因爲兩者的根據是不同的」，並因此提出了「外因是變化的條件，內因是變化的根據，外因透過內因而起作用」的著名哲學論斷。其實，這也可以用來解釋疾病發生、發展等的機制。禽流感何以在春天更易流行？流感病毒本身存在，並有致病活性，這是原因。春暖花開，溫度適宜；禽類大範圍遷徙，與人類親密接觸，某些人抵抗力稍弱，這些則是部分條件。原因、條件缺一不可。

慢性病也一樣。脂類代謝紊亂是直接原因，但導致紊亂的誘發因素，或者說條件眾多，粗粗歸納，大類就有五、六類，小的不計其數！癌症也一樣，細胞（基因）內存在原癌基因及抑癌基因是原因，但誘發這些基因或高表達或低表達的條件眾多，飲食、心理、代謝紊亂等都是。

通常說來，西醫學更注重直接原因的尋覓，中醫學則關注間接條件的分析！結合兩者，也許很多情況下我們的認識會明顯深化！

3.「非天降之，人自為之。」

爲什麼每個人的細胞內都有原癌基因、抑癌基因，但只是少數人罹患癌症呢？冠心病也一樣，脂類體內都有，時時刻刻都在代謝中，有的人吃肉吃得更多，倒不患病，爲什麼呢？王冰在注釋《黃帝內經》時，說：許多疾病（重病），「非天降之，人自爲之」，即生病與否，不完全是自然因素的主導，也不一定是生理上必然的結果（「非天降之」），而很可能是人們自我不良行爲所導致（「人自爲之」）。後半句翻譯成現代話語即不注意生活方式，沒有養成健康的養生習慣，促成了致病條件的不斷成熟，使得雞蛋孵出小雞的各方面因素成熟，從而罹患了相應的疾病。

這一理論雖然是一千多年前的，但卻是十分深刻！易罹患疾病的內在原因，幾乎每個人多多少少都具備，包括沒有人的基因是完全正常的，因此每個人都可能罹患癌症；包括伴隨著增齡，脂類代謝紊亂也許誰都難以避免，因此，動脈阻塞也非少數人「專利」，只是早晚的事！然而，人自「善」爲之（形成良好的生活方式等），也許就缺了一些「條件」，原因就難以順暢地導致結果；疾病的肆虐問題就因爲「條件」欠成熟而不發生，或者晚一點發生。比如說，胃癌不是生在50歲，而是80歲、90歲，那該是多好的事！

因此，瞭解慢性病大都「非天降之，人自爲之」的道理，人們進行自我健康管理就有了充足的理由和十足的必要性！

記住：這可是唐朝名醫的教導，歷經千餘年而依然顛撲不破！

4.老馮的故事

筆者臨床是腫瘤專科，三十多年來，看了不下三、四萬患者，從最高級領導人，到普通的平民百姓，不少患者成了筆者很好的朋友。有一個普遍現象：很多人是拿到癌症診斷後開始後悔了、害怕了，然後再思考，爲什麼是我，偏偏是我，生了腫瘤？在此，有一個案例，值得我們好好思考。

筆者有個患者，姓馮，是從事汽車配件的。一九九八年時，他的企業已做得相當不錯了。有一天，他要去談個生意，是歐洲的訂單，已經約好第二天一早談判加簽約。老馮是個事無巨細樣樣操心的人，那天在公司很晚，挑選時間節點出發。但非常遺憾，那天有點下雨，時間有點緊，趕到機場去的路上，他心急火燎，司機被他逼得開得很快。結果，他的專車和別人的車撞了。於是，下來和別人一番論理，淋了點雨。因爲有要事在身，他從速處理了，再趕到機場，孰料，飛機剛剛飛走！當時，他很沮喪，並感到有點不舒服，因爲可能是淋雨了，故沒有回城裡，就在機場賓館住下了。

第二天一早，他頭班飛機趕到，但又是非常遺憾，趕到談判處已10點多了，歐美的商家代表已走了，不和他談了，因爲這麼不守時！他更鬱悶了！從城裡回機場的路上，他發現自己很不舒服。助手一看，發燒了！然後，折回市裡，找醫院看病，一查，確診爲膽囊炎急性感染。他原來就有膽囊炎，但是一直沒有徵兆，這次發燒得厲害，由於有黃疸，他只能住院治療。住了半個多月的醫院，特鬱悶，訂單丟了，還生了一場大病，人也瘦了……回去後，原本企業大大小小的事，他事必躬親，一手包辦，因爲半個月沒去了，企業出了不少問題。等他把企業調整好，又重新恢復活力了。3個多月後的一天早晨，夫人發現他臉黃了，建議去醫院查，醫院一看出現黃疸了，要求住院認真查。一查，膽囊癌！其實，筆者很早就提醒他，叫他把多年的膽囊炎治療一下，必要的話，手術拿掉！他不聽，因爲沒有症狀，一直沒當回事。結果，「中獎了」，罹患膽囊癌了。他怨恨不已，老是說，爲什麼會是我生這個癌？爲什麼我偏偏在這個時候（他認爲當時對他的企業來說，是發展的關鍵時期）罹癌……總之，一連串的爲什麼。

老馮的事例並不罕見，而且既典型，又常見！值得分析。

5.同花順：最後一張牌湊齊了

老馮手術後，找筆者治療了很長一段時間，老是念念不忘爲什麼他會罹癌？筆者就幫助他分析了情況，告訴他：非常明確，其實，他罹癌是由於疊加效應。他原本應酬多，喝酒不抽菸，喜歡吃肉，創業又壓力大；因此，也許20多年前就有了膽囊炎（他罹癌是58歲），局部早已有慢性炎症。換句話說，他的膽囊炎也是多張牌湊齊的結果。

多年間，在反覆炎症刺激下，他可能膽囊某處局灶性癌變早已存在，只是沒有症狀而已！爲什麼筆者一直提醒他做個手術拿掉膽囊，因爲我們早就注意到，近年來隨著壓力增加，油脂類攝入量增多，30多歲開始罹患膽囊炎，很多人到了65歲以上，70多歲，以前很少見的膽囊癌現在太多了。而這一次，如果他這場車禍不出，雨不淋；如果他這班飛機能趕上，訂單不丟；如果沒有重感冒基礎上的急性膽囊炎症發作；如果他不連續四、五個月內耿耿於懷，憤憤不平（因爲丟了訂單），也許他今天還是嚴重的膽囊炎症、局灶性癌變，不會發展成最後的進展期癌症。正是因爲這些因素疊加在一起，一波波的刺激，讓原本存在的、關係不大的局灶性病變，迅速發展成可能致命的惡疾。

癌症等慢性病的發生，在我們看來，往往是諸多因素疊加後的效應。我們又把它稱為「同花順」理論。大家打牌的都知道「同花順最大」。其實，每個吃五穀的人，身上都有健康因素，也有不健康因素；基因不可能完全正常，所以基因的某種偏差，很可能就是張「黑桃」；我們常吃市場供應的飲食，在今天這個環境中，肯定有很多毒素在體內累積了，這樣第二張牌湊齊了；老馮長期應酬，吃肉多，很可能就是第三張「黑桃」牌；老馮創業壓力大，平素脾氣暴躁，也許是第四張「黑桃」牌……但是，要湊夠五、六張牌才可能會罹癌啊！所以，回過頭來看最後一張牌，也許這段時間因為丟了訂單，特別鬱悶，又一次大的感染發熱，湊齊了最後的這張牌。當然，這個只是個形象的比喻。

其實，慢性病的發展與以往人們認識的不一樣。例如，癌細胞通常是走走停停的，甚至可以永遠停留在某一階段。事實上，大多數中年以上者，體內癌變細胞已經有了，但是它處於休眠狀態，還是處於快速增生狀態，就看你本身的行為，看你怎麼生活。它走走停停，有時甚至會倒回去，故癌症會有自癒傾向。冠心病、高血壓、糖尿病通常也一樣，早期不一定呈現出持續地直線式發展，也可能走幾步，退幾步。因此，很多慢性病患者透過自我調整，也可以控制得很好。

6.沙堆效應與「自組織臨界」理論

我們總提生活方式致病，這裡要強調一個觀點：生活方式致病與細菌病毒致病機制完全不一樣，不是單線條的直接作用，也不是簡單的疊加，而是典型的「沙堆效應」。

所謂「沙堆效應」，像小孩子玩沙子堆沙丘，堆到一定程度，再加沙粒，沙堆的結構就會紊亂，再加最後一粒子，很可能它的整個結構就會崩潰。

20世紀八、九十年代，美國有個叫巴克的著名的系統學家，參照沙堆現象，提出了「自組織臨界」理論。他強調說，人們身邊的大部分現象都不能用傳統的物理學定律來解釋，傳統物理學的定律就是因果論，簡單的、線性的，我們身邊大部分事情它都解釋不了，包括許多慢性病的發生與發展等。

巴克認爲：複雜系統會突然出現巨變，因爲系統中的一部分會影響其他部分，就像多米諾骨牌效應一樣，也就像沙堆一樣。大家知道，民間有「壓死駱駝的最後一根稻草」之說，還有「蝴蝶效應」等，其實，講的都是這個道理。生活方式致病就是複雜系統非常典型的表現。傳統物理學解釋的是比較簡單的，故它的解釋今天已明確受到限制。

生活方式致病有這麼一些特點：首先，是多種因素疊加。你光喜歡吃肉不一定會生冠心病。所以，還是有其他一些因素的疊加效應，包括壓力大，包括生活節奏快，還可能包括活動量少等。其次，每個人的疊加因素類型，以及每一疊加因素在導致某種疾病過程中的權重是不一樣的。第三，這個疊加效應不是簡單的加法，疊加效應往往表現在沙堆到一定程度（臨界水準）突然倒塌；當然，根源早已經埋下。像前面說的那個馮先生，就表現為典型的沙堆效應。

7.杜絕生活方式病，也需要「同花順」

其實「同花順」理論與沙堆效應是相通的。生活方式致病是湊齊了的「同花順」，要有效防範、杜絕或解決生活方式導致的疾病問題，同樣也需要同花順。因為，綜合因素導致的問題（同花順），只有用綜合方法來解決。猶如打牌，「大怪」壓不了「同花順」，只有「同花順」才能夠壓「同花順」。鑒此，總結幾點：

(1)生活方式致病是多環節疊加，要注意疊加效應！人們常常談論「管好嘴、邁開腿」，但還缺一些重點，如優化生活方式、安頓好心等問題。

(2)防範生活方式病，或者說杜絕常見的慢性病，最關鍵的是要做好「關鍵點」「臨界點」的預防，也就是要注意轉化點。「轉化點」就是可能要發生性質變化了。

筆者剛說的老馮他就是突發事件三、五個月後，持續的鬱悶，導致癌變快速進展的！杜絕持續疲勞，也許就可以避免悲劇發生。很多患者發病都有這個特點。

(3) 千萬別湊上最後一張牌。

(4) 防範各種生活方式病，治療多種慢性病也需要用「同花順」來壓制「同花順」。我們現在都只是壓寶壓在一個方面，壓在新藥或者壓在中藥上，這都是有問題的。筆者臨床治療癌症，包括像難治性的胰臟癌等，大多效果相當不錯，就是強調多字治療方針。首先要有正確的認識（知），其次要有正確的醫療對策（醫），要用合理的藥物（藥），心理要調整（心），飲食要注意（食），體能鍛鍊要加強（體），還要有個社會支持（社）……只有綜合了，才能療效好。冠心病、高血壓、糖尿病等的防治也應該是同樣的。

而上述，又與亞健康的防範相互關聯的，其實只是說法的不同而已！

8.別湊上最後一張牌

怎樣才能別湊上最後一張牌呢？

◆就是：及時改變生活方式

這個其實大家都知道，只是做得不好。例如：戒菸戒酒越早越好；改善膳食結構，從這一刻開始；強調起居有常，從今天開始做起……很多人常說：「這包菸抽完再說！」那完了，因為抽完一包還有第二包，所以改變生活方式，必須從現在開始做起。

◆湊齊健康的「同花順」

其中很重要的一點：「防範系統崩潰」。這也要從多個環節做起。很多人說我生活規規矩矩，怎麼會生這種病？可以明確告訴各位，你可能缺幾個環節！這幾個環節一缺，也可能就是同花順了。

◆特別強調：要留意自身的蛛絲馬跡

我們接觸了很多患者，覺得其實發病是有徵兆的。而且，身體出問題前，通常是會發信號的。就像最後一粒沙子沒放上去之前，其實沙丘已經開始鬆動了。

我們現在宣導的癌症十大徵兆，其實都已是很晚期的症狀了，或已出現轉移了。有一些蛛絲馬跡要及早注意。比如說：最近感覺很累，最近覺得腳酸，以前沒有的；又如，莫名其妙出虛汗；腳踝容易腫；間歇性的胸悶；以前睡眠好好的，這段時間沒有原因的失眠；慢性感冒多天不癒；胃口突然欠佳；大便變形……這些，都是徵兆。這時候，你趕快放下，注意休息，也許可以避免危機的發生。

◆別存在僥倖心理

人們對健康的重要性都已有些認識，但是多多少少都存在僥倖心理。這個僥倖心理表現在：再喝一杯酒，再抽一根菸，再做最後一次。

筆者有個患者是肝癌，活了9年最後遺憾地走了，而原本他可以好好地享受生命的！他前5年治療很認真。第七年買了房子，筆者特意叮囑他：千萬別去管裝修！說歸說，他還是去管了。結果房子沒裝完，他過於操勞，指標上去了，嚇了一跳，事後說：「教授，我以後一定聽你的！」到了第八年半，他兒子要結婚，筆者又叮囑他：「你什麼都別管，輕鬆點……」可他還是我行我素，從頭張羅到尾，孩子結婚後不久，又復發了，這一次，筆者沒法再救他了，最後走了！所以，千萬注意，最後一張牌很可能是小機率事件。但不等於後果也是很簡單的，也許，後果就是災難性的。

六、治病：誰都不堪承受之重

> 夫病已成而後藥之，亂已成而後治之，譬猶渴而穿井，鬥而鑄錐，不亦晚乎？
>
> ——《黃帝內經》

1.八成人死於慢性病

非常明確：非傳染性慢性病已經成爲頭號健康威脅。到二〇二〇年，情況還將進一步加劇，影響健康和壽命主要危險因素——心肌梗塞、中風、糖尿病、癌症和慢阻肺預計總體將增長50%以上。所有慢性病負擔中，心腦血管疾病（心肌梗塞和中風）比重將超過50%。中風對個體的健康和生活造成的危害最大。這些主要的慢性病導致的死亡所造成的負擔將增長80%以上。

而且，約有一半的慢性病發生在65歲以下的人群。慢性病不斷地增長，除了健康損失外，還意味著生病後所導致的其他損失，如不能上班，不能創造財富，傷殘將增加，還需有人看護，等等。

老年人中，癌症的發病率更高。各種癌症疊加在一起，可能會超過二〇〇%。按照目前的醫療模式及其發展，又需要多少醫療費用支撐呢?社會和國家能夠承擔嗎？

因此，你我明天都有可能成爲慢性病患者，都需要未雨綢繆，做好防範！

2.越是高科技，醫療成本將越是高昂

伴隨著醫療的日趨高科技化，醫療成本還將進一步快速攀升，費用也水漲船高。美國有一個權威機構做了一個調查：15年前，美國對腸癌患者做一次化療，費用是五百美元，平均術後生存期是8個月；5年前，同樣是腸癌，用標靶（高科技）藥，一個療程30萬美元，平均生存期13個月，延長了5個月，費用飆升了六百倍。現在幾萬元做一次檢查（如PETCT等），做一次治療，且需連續做6~10次的（如癌症的某些標靶治療）已經非常普遍，一次質子治療20多萬。可以說，伴隨著醫療高科技，費用將越來越高昂化！

3.得與失的綜合評估

很明顯，對可能發生在每個人身上的慢性病，如果聽之任之，那麼不管是個人、家庭、社會與國家，誰都無法承受。

就個人而言，因病痛苦，喪失工作力、自理能力、健康生存時間，甚至很早就夭折了，如此之痛，誰堪承受？

就家庭而言，舉家拖累，因慢性病致貧／返貧，並非罕見，而是十分常見。

就國家而言，根據國際權威機構研究：慢性病帶來總體經濟損失也是非常巨大的。如果政府不改善慢性病的應對態度與方式，二〇一〇～二〇二〇年期間，心血管疾病、中風和糖尿病將會造成重大的經濟損失。還有癌症呢，慢阻肺呢？

如果做好了這項工作，那積極意義又是超出人們預期的，不僅平均期望壽命可以大幅度提高，而且可帶來巨大的經濟收益。

一方面是發病率的快速攀升，另一方面是醫療費用本身的飆升，再加上老年人口的快速增多，人老了，難免會生病！在這種多面夾擊之下，我們能夠做的是什麼？很顯然，只有一個選擇：從今天開始，爲了自己，爲了家人，也爲了社會及國家，努力改善生活方式，防範非傳染性慢性病的滋生及發展。事實證實：這人人都可以做得很好，問題只是在於，你是否意識到，是否願意持之以恆地去做！

第三篇

要健康長壽，先學會智慧生活

中醫學，本質上就是一類生存技術，一類生活方式。

——何裕民《中醫學導論》

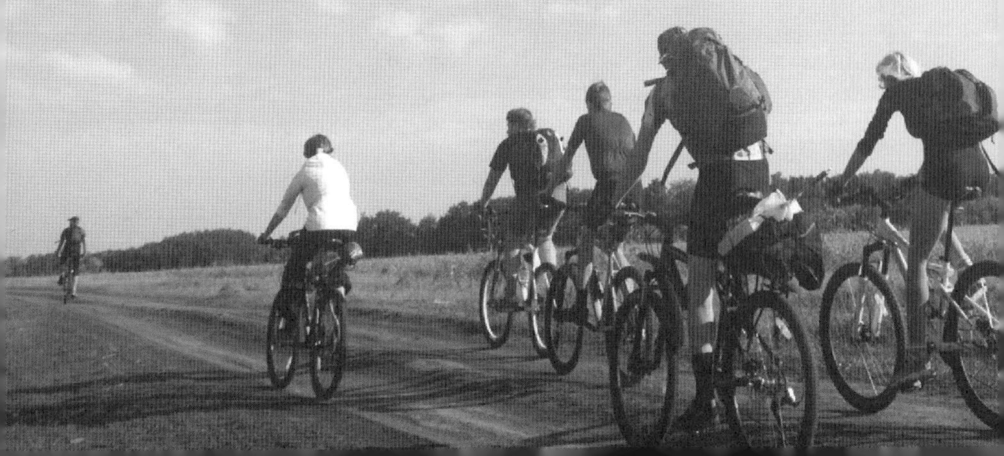

前一篇的健康新趨勢裡，可以確定一點：今天的健康問題和以前不完全一樣！今天的病，大多都是不良生活方式帶來的。人們還面臨著一連串新的挑戰：環境在劇變，生活節奏在加快，競爭在加劇，壓力在增加。當今主要的致死性疾病，已不再是那些令人非常恐懼的瘟疫、烈性傳染病和那些讓人生畏的、防不勝防的流行性疾病，而是各種各樣的生活方式病，以及一些新的健康難題。

因此，要想健康長壽，就需直面這些新的健康難題！首先要杜絕各種生活方式病！而這，就需要學會生活，懂得「智慧」地活著。今天對大多數都市人來說，溫飽已不是問題，物質條件也並非難題，相反，現在進入一個新的時代——物質豐富，難以選擇；誘惑無窮，人心不平；多數人追求的不再是必需品，而是想要滿足的欲望！不是因爲供應不足導致生活無保障，而是爲了填滿欲壑而拚命地努力著！然而對健康狀況等的惡化或潛在的危機，人們幾乎普遍的無知和漠視。所以，美國這樣的超級富國，每年人均健康支出高達九千美元之巨，到頭來，結果只是個「全球視野下（與先進國家相比），期望壽命最短，健康狀態最差」的國家！

看來，一種文明，一個社會，如果人們普遍爲健康問題所困擾，或者即便是未意識到困擾（因爲尚無健康意識及「康商」概念），而只知道借助稅收來支付醫藥費外，別無他法的話，那麼，那些只會使病情加重的藥品或器物治療不可能帶來一個真正的且可持續的幸福生活時代。

因此，今天的醫療保健、養生延年，強調的不應該只是高科技的投入、開發新藥，不應該只是多建醫院大樓、多造病房！而更應該是提高芸芸眾生的健康意識，提升他們的康商；鼓勵、引導、幫助他們有智慧地、有取捨地、有情趣地活著，而不是只拚命地追求那些可有可無的東西！如此，才可能減少疾病侵襲，盡可能少病而不折壽地快樂、健康，且盡享天年。

一、投資與管理健康：回報率最高

在一個全民崇尚科學、崇尚生命的國家，當人的生活品質普遍提高之後，要想多活幾年，要想活得健康，要講究生活品質，自動地進行健康投資是必然的現象。

——劉德培（中國醫學科學院前院長）

1.健康投資，智慧生活的首選

已逝的著名健康管理專家黃建始教授曾經寫過一本書，書名就叫《最大回報：健康投資》。他提出：打理健康，不僅僅可以幫助防範疾病，延緩衰老，而且是世界上回報率最高的投資項目。他做了個具體的計算：爲健康每投入1美元，就可以獲得4美元的直接收益；如果算上提高生產率、減少誤工等間接的損失，健康方面每投入1美元，可獲得23美元的綜合回報。可見，他的書名「健康投資，回報最大」並非虛語。

黃教授在書中寫道：雖然人們不能停止衰老的過程，但是你可以減慢自己衰老的進程。從某種意義上來說，健康並不是單純預防疾病，健康也不僅僅是沒有病，健康是預防太快的衰老過程。現在沒有病，並不等於你身體內衰老的過程減慢了。真正的健康是減慢衰老的過程，這在相當大的程度上要靠你自己的努力。而且，他發現：引起美國人早逝的原因有50％與個人的不健康行爲和生活方式有關！他引用的一項美國研究也證實：自我不注意健康的人，通常在不該死的年齡去世的機會，要比常人大得多。

因此，在現代社會，要學會智慧地生活，防範疾病，守住健康，聰明及首選的做法是學會投資及管理健康，而不是透支及揮霍你的健康！

2.健康管理，有效而方便易行

盡管按照目前的健康管理水準及預防疾病措施，人們還不能夠徹底消除上述各種慢性病對人類健康的所有威脅，但是已經有非常多的成功案例。例如，芬蘭、英國、加拿大、法國和德國等先進國家已有經驗證實：透過積極地預防和管理健康，包括對慢性病進行全過程的監控，可以明顯減緩上述慢性病的發展進程，減少因此而引起的過早死亡，普遍降低健康狀況的惡化，並使得民眾生存能力的喪失大幅度減少。

其實，先進國家大量的實驗證明：很多預防慢性病的干預措施，如《菸草控制框架公約》推薦的對菸草的干預措施，以及針對心血管疾病的高風險人群使用的多種藥物聯合預防性治療等，既方便易行，又非常經濟、有效，而且通常防治效果的顯現比人們預想的時間要短得多。

美國從20世紀80年代中期取得有效控菸成果，90年代就導致了肺癌及慢阻肺的發病率及死亡率明顯下降，而且一直在持續降低過程中。來自英國的最新證據證實：減少吸菸和暴露於二手菸的過程，能很快就產生明顯的健康和經濟效益。在短短一年多的時間內，心血管病發生率開始下降，與之相伴隨的醫療費用也同時表現出一定的降低趨勢。在芬蘭，消除導致慢性病危險因素後的2～7年內就可以看到明顯的預防效果。

即便是對於老年人群，這些措施也同樣能夠發揮作用。因此，國際社會已經就應對慢性病的一系列有效的政策選擇和干預措施等，形成了一定的共識。這種共識源自不同國家和地區成功經驗的累積。

3.需要一系列的配套措施

世界衛生組織及世界銀行等也給中國政府提出了相應的管理健康及預防慢性病等的措施。其實，這些措施並不複雜。例如，他們提議，可考慮在近、中期採用以下政策選擇：減少食鹽攝入過量、戒菸、戒酒、降低膽固醇等，但都需要實施多重干預的策略，包括制定嚴格的法律法規等。

例如，減少食鹽攝入過量就需要制定相應的法規，並與食品行業合作，降低食品中食鹽的量，然後加強宣傳力道，努力讓民眾普遍知曉。

控菸干預則需實施包括提高菸草稅和菸草銷售價格、公共場所嚴格禁止吸菸和禁止菸草產品廣告在內的一系列嚴格干預措施。

減少酒類傷害的政府干預也一樣，需要一系列的配套對策，包括提高酒類銷售價格、提高酒類稅收，嚴格控制公款消費，加強對酗酒危害性的宣傳等。

甚至可以考慮對酒精及菸草傷害引起的疾病，增加個人醫療費用承擔部分（因爲這是你的自我失控行爲所致），以展現出保健領域的公平性、公正性。

4. 事實證明：收益巨大

其實，近幾十年來，國外成功的健康管理案例不勝枚舉。例如，以對鹽攝入量的控制，推進全民推廣低鈉鹽方面，就有非常成功的英國案例。英國的減鹽干預專案，一共花費一千五百萬萬英鎊，而僅僅心血管疾病的死亡人數，每年就減少了六千人。每年僅此一項，就爲英國政府節省15億英鎊的醫療保險開支。可見，他們在短期內便實現了非常明顯的減鹽促健康效果。

二○○七年的一項關於先進國家降低冠心病死亡的綜述研究結果證實：冠心病死亡率的明顯降低（10年內降低20%左右），很大程度上歸功於以綜合措施控制了民眾的總膽固醇水準，並降低了血壓，嚴格管控了吸菸行爲。

此外，同爲發展中國家的墨西哥，早期實施的糖尿病和高血壓篩查及預防等健康管理專案的追蹤結果證實：每投入1美元於預防，就能夠在20年內節約八十五～三百二十美元的醫療保健開支。

也許，政府的相應措施是需要的。而健康更多意義上，是個人的事，取決於個人的行爲！上述的政府對策，只是在民眾意識不強的情況下的無奈之舉。聰明人的智慧且健康地生活，則應該把這種由政府管控的行爲，自覺內化爲自我主動意識。而要有效做到這一點，又需要認識先行，努力提高自我「康商」，提高自己的健康指數，並持之以恆，將健康合理的生活方式實踐到底！

二、瞭解健康指數，提高「康商」

> 合於養生之道，所以能年皆度百歲，而動作不衰者，以其德全不危也。
>
> ——《素問・上古天真論篇》

1.「康商」：一個更貼切的重要概念

加拿大華裔學者謝華真先生曾經提出過「健商」概念，認爲它是健康商數的縮寫，代表一個人的健康智慧及其對健康的態度。並分析認爲：宏觀上，「健商」指一個人已具備和應具備的健康意識、健康知識和健康能力，這三個方面缺一不可；微觀上，「健商」可細化爲「體商」「心靈商」「人緣商」和「性商」等。這個概念體系無疑具有一定的開創性和實際價值。謝先生進一步把「健商」細化為五個方面的能力。

◆自我保健。不把自己的健康都交給醫生，透過自我保健來控制健康。

◆健康知識。健康知識掌握越多，就越能對自己的健康做出明智選擇。

◆生活方式。生活習慣和方式，對健康的作用舉足輕重。

◆精神健康。精神上滿足，能克服不良情緒者，常能健康長壽。

◆生活技能。懂得如何合理生活、工作和人際交往者，更容易健康長壽。

然而，把「健商」說成是源自中國傳統的觀念，卻有所不妥。盡管健康概念組合在一起，大眾已經耳熟能詳，但嚴格地說，中國傳統文化在這一層意義上，更多地只講「康」，不講「健」。「康」和「健」還是大有區別的。

「健」字，較早源自《周易．乾》：「天行健，君子以自強不息」，意指君子處事，應該像天那樣高大、剛毅，並力求不斷超越、強中更強、永不停步；本意含有超越、強健、壯實、旺盛之趣。

然中國傳統文化在康健方面的認識，則更多秉承於道家思想。道家創始人老子本人就具有一定的女性（或母性）崇拜思想，傾向於貴柔守雌，相對低調、保守、守成。就日常身體而言，不求健壯，但求平和；故《黃帝內經》語彙中沒有「健」字，只有「平人」概念。因爲健是亢奮，是超越，是巔峰狀態，與傳統文化主體不合。對應於平人的，則是「康」（康寧），《尚書》等強調的五福也是「壽、富、康寧、攸好德、考終命」等。《黃帝內經》認爲理性生命狀態是「陰平陽祕」，精、氣、神的和順、暢達、寧靜、不亢奮狀態。而「康」的本意則是溫和、安寧、平順等，因此傳統語詞中就有了康樂、康平、康寧、康泰等大量辭彙，從病態恢復正常，則稱「康復」。

鑒於此，更符合中國傳統養生及保健智慧的，應該說是「康商」，而不是「健商」。盡管它同樣可以譯爲健康商數，但含義卻有看似細微卻屬本質的差異。

2.「情商」重於「智商」，「康商」重於「情商」

現代人都知道且重視智商問題。智商概念發源於20世紀80年代的美國，講的是一個人的知識水準和智力問題。20世紀大多數年份裡，智商是評估一個人最重要的概念，甚至有濫化及泛化之勢，評估人就只講智商。然而，20世紀後半葉開始，由於現實社會的殘酷競爭與巨大的生存壓力，讓人們意識到光有智商不行，還得要有情商；80年代開始，情商概念迅速走紅，成爲評價人的又一個重要尺度。

而在當今社會，面臨前面述說的種種境遇及發展態勢，人們又開始增加了「康商」概念。如果說，智商考慮的是人的知識水準和智力問題，換句話說即聰明不聰明，是不是知道某些事情；情商則是評估這個人能不能很好地適應社會生活，能否如魚得水般地待在某個環境中，勝任某件事或某項工作；而康商則是討論他能不能康健地活著，很好地在某個社會中活下去，且成爲社會的正面力量（能爲社會增添財富，增加正能量）的提供者，而不是負能量（只是消耗資源，拖累他人）。因此，從更深刻的意義來說，「康商」重於「情商」，「情商」重於「智商」。當然，若某個個體能夠三「商」有機整合，則是最爲理想狀態。

3. 一個案例

先從一個簡單卻典型的案例談起：門診有個年輕的女患者，大學剛剛畢業七、八年，原本曾有過嚴重憂鬱症，然後好不容易調整好了，生活中又面臨一些小挫折，再次進入憂鬱狀態；憂鬱兩年後，患了乳癌。術後，找筆者診治，治療很長時間後，情況不錯，把筆者當成老師，關係也比較熟悉了。在進一步診療溝通中，筆者瞭解到，她出生在一個相對比較貧窮的縣城，父母在當地都算條件相當不錯的公務員。她從小學開始，成績就很好，一致公認智商很高；從初中起，就一直在升學班，她國、高中上學所在的班，是整個縣城中最出色的班，只有三十幾個學生，個個都是讀書好手，成績一流。他們在父母及其他人眼中，個個都是翹楚。她大學考試成績不如其他同學，其他同學都是優質大學，她只考進了一所一般性大學。進了大學後，她明顯感覺不適應，和同學交往的能力很差。所以，大學二年級的時候，出現了明顯的憂鬱。憂鬱的起因之一是，她高中同班的一位男同學，當時以全縣第一名的成績考進了明星大學，在當地，一時間被奉爲神童，父母也光耀得很，不久前卻跳樓自殺了！然後，還有一個考進明星大學卻出家當尼姑了！她當時情緒本就低落，獲悉後迅速陷入憂鬱狀態，持續了多年，治療後才康復。

據她回憶，中學畢業10年過去了，他們當初的升學班70％的同學經歷過憂鬱，已經有3個人不在人世了，都是以自殘的方式結束生命的，還有幾位遁入空門，剩下的只是些平平庸庸的，活得並不怎麼樣，她爲此非常感慨！

4.社會摧殘的惡果

作爲我們這些多年從事教育的人，深切地感受到這是我們教育的悲哀，也是我們整個社會的悲哀！智商就像是GDP一樣，可以評估，可以量化，所以人們一股腦的只是追求「智商」，只看能不能考進某「明星大學」。但一個社會只有GDP行嗎？明星大學考進了，沒法適應，卻把性命丟了，這不正是缺乏「情商」與「康商」的惡果嗎？就像社會芸芸大眾的日常所作，只追求物質，少了藍天白雲，缺了和諧，沒了心的安寧，丟了生活情趣，這是進步嗎？是你我所想要的生活嗎？是一個和諧和可持續發展下去的社會嗎？

就她所述說的這些優等生們而言，也許他們的智商是無可挑剔的、一流的，這是社會及家長們竭力引導的結果。但這個成功嗎？顯然是失敗，徹底的失敗！首先，他們換了環境沒法生存，社會適應嚴重不良（情商太低）；更爲要命的是，他們不知道怎麼活下去，他們眼裡只有分數、成績，沒有生活、生命及健康！這不得不說是社會摧殘的惡果！

5.「康商」：掌控自我健康的能力與知識

可見，回過頭來看，今天，我們不僅要懂得「情商」，擁有「情商」，而且更需要有康商，關乎掌控自我健康的能力與知識！

能不能管理健康，遠離疾患，盡享天年，第一要素是「康商」，其次則是「情商」，第三位才是智商。沒有健康的身體，其他都是空的；沒有良好的社會適應及生存能力，有智商又有什麼用？也許可能淪爲高科技犯罪，也許是鬱鬱寡歡終日，沒法融入社會！《黃帝內經》在討論長壽者「年皆度百歲而動作不衰者，以其德全不危也！」指出「德全（道德良好）」而生命「不危」，安寧長壽，就已經寓有了「康商」的意蘊了。因此，今天是到了必須大聲疾呼：盡快提高普通大眾的「康商」意識的時候了！

所謂「康商」，我們可以簡單概括爲：良好的道德品質，清晰的健康意識，正確的健康知識和自我貫徹健康生活方式的主動性及持續的執行能力等。

「康商」像智商、情商一樣，也可以評估。我們創造了健康指數體系及其評估方法，可以用來動態地深入分析每一個人的「康商」問題。

6.「康商」與健康指數體系

我們針對一千五百多例對象進行的調查分析，不僅形成了關於亞健康相對清晰的概念範疇，弄清了其複雜表現，而且在海量第一手資料中提煉出了一個重要的評估概念：健康指數（index），並總結出了相應的評估方法。這可以說是國際上首次出現的相關概念及方法體系，意義頗大。爲此，《健康報》等專業且權威的報刊等曾經做過多次專訪。

《健康報》不僅多個版面詳細介紹了健康指數評價體系的具體操作方法，而且評論認爲「健康指數的提出及相應評價體系的草創，爲健康教育、健康管理、亞健康干預與治未病等提供了一切實際可操作的評估方法。」

7.構成「康商」的5個維度

「康商」是一個完整的體系，由多方面要素所構成。以往，人們盡管重視健康問題，但苦於健康過於複雜，或拘泥於生物學指標而有失偏頗，或僅注重自我感受而模糊難以定量，另者，以往所有的評估都忽略了生物學以外的因素。因此，這次提煉的健康指數體系，共由5個維度組成，分別是健康文化、健康意識、健康行爲、健康感受、健康參數。可以說，這5個領域構成了康商的具體內容，或者說是評估康商的具體指標。

其中，健康文化主要是社會領域與健康相關的氛圍、價值觀、重視程度及傳播效果等；健康意識指個人對健康的認識和理解；健康行爲指個體主動參與健康呵護的量化程度及正確與否；健康感受即以量表方式對自我身體狀態的全面評估，或者說感知自我的健康狀態；健康參數指能客觀反映身體狀態的一些生理指標，如血脂、血壓、血糖及心肺功能、血管狀態、骨質情況等。

而五者在整個評估中所占權重不一，分別約爲8%、12%、15%、35%與30%，且均可以條目形式展現，每個人花上20~25分鐘，就可以獲悉自己健康指數，從而評估自己的「康商」，並找到需要改造或糾正之處。

健康文化。注重健康，需要「社會氛圍」。只有形成良好的健康文化氛圍，才能指導民眾管好自己的健康。這方面主要涉及社會領域與健康相關的氛圍、價值觀、重視程度及傳播效果等。共有6個試題可幫助瞭解這方面情況，當然，此項分值越高越好（滿分18分）。

健康意識。共有10個試題可反映個體的健康意識。調查證實：剔除年齡、以往疾病等因素，當事人的健康意識在15～25的分值區域裡呈現出明顯的正相關（滿分爲30分）。提示：健康意識強的，往往身體狀態維護得好。然而，健康意識高於25分的，表現出健康狀態反而略有下降，可能是太過於在意自己的身體。可見過分「糾結」，並非好事。

如果這項分值低於15，證實你對自己的健康不夠重視，應該敲敲警鐘了！

健康行爲。保健始於自我行動，知道了卻不做，或者做得不對，同樣是沒有意義的。一共有15個試題可以基本反映你在自我保健行爲方面的對與錯，你做了嗎？做的怎樣？做的夠不夠？總分45分，得分當然是越高越好。對照分析證實：35分以上，你已經做的不錯了。

健康狀態。對健康完整而正確的認識，涉及自我感受到的健康狀態及透過專門的檢查所獲得的一些重要生理參數。前者就是自我感覺。在亞健康研究中，我們成功地以量表方式對此做出全面評估。但該量表問題太多，很繁瑣。如下簡化後，也可用以簡約地評估每個人的健康感受。

此分值當然越高越好，然而調查證實沒有人達到滿分，60歲年齡的人平均分是70分，還應該根據年齡做出一定的調整。

健康參數。健康參數指能客觀反映身體狀態的一些生理指標。這方面的參數很多，一般只需要瞭解最典型、最重要，且自己通常能夠記住或瞭解的。健康參數中羅列了以下14個問題，分別反映了血脂、血壓、血糖、肥胖及心肺肝腎功能、血管狀態、骨質情況等。此項總分45分（血壓有收縮、舒張兩個值），分值越高越好。調查證實有22%的人可以獲滿分；60歲以上滿分的約12%；高於38分者健康情況總體良好；但低於30分的，問題已經比較嚴重。而此時很多被調查者自我並無任何不適，容易麻痺，應該提醒引起充分重視，積極主動參與保健了。

我們在後面的具體疾病防範的討論中，還涉及部分可疑患者的健康參數使用情況，可以互為參考。

三、智慧生活，適度放慢節奏

掌握自己的生活節奏不僅僅是一個使人更健康更快樂的選擇，它更引導我們去過一種回饋豐厚又有創造性的生活。

——卡羅．奧諾德（加拿大）

1.「快是魔鬼」，戕害健康

土耳其有一句諺語：快是「魔鬼的使者」。「快」不僅僅使人折壽、生病，而且使人易於犯錯。新近有一本暢銷書《思考，快與慢》，作者是美國的丹尼爾．卡尼曼，他就在書中強調了這一點。「快」往往是人們犯下許多錯誤，並導致許多健康問題的主因。

很多人認爲：「快」，現代科技的產物。現代高科技，促使人們越來越快。從過去的徒步，到馬車，到汽車，到火車，到動車，到高鐵，到飛機……似乎是速度越來越快，人們越來越有主動權，其實不然。《科技想要什麼》的作者，美國學者凱文．凱利認爲：快，的確是科技的進步，導致了世界的發展和人類生活的日趨加速，這是事實！而它同樣有嚴重的負面後果，包括現代許多人快速得無法自我控制，這也是事實！你看，很多人天天踮著腳尖在奔波，看上去很光鮮，但是這可能持續嗎？看看，網路出現了時髦的新名詞人生「匆忙症」。有網友調侃說：「急事快快做，緩事當天出，大事優先辦，小事要兼顧。忙得眼發直，累得屁股木。喝茶看報紙，哪有閒工夫。」從而，匆忙症被稱爲是「新的殺手」。除了癌症外，研究證實它還可促使包括許多與慢性應激有關的疾病的高發，如糖尿病、高血壓、冠心病、肥胖、哮喘、慢性疼痛性綜合症、傳染病、消化功能紊亂、精神障礙、皮膚潰瘍、慢性阻塞性肺疾病、偏頭痛、變態反應等。

美國科普作家馬特．里德利也說：「如果我們保持現有的模式（指被科技所驅使，很難慢下來），就很難維持生存。」

你只要簡單想一想：即便是再好的車，哪怕是賓士、寶馬，持續的高速度運轉，也一定快速折舊而使用期明顯縮短！鋼鐵做的好車都是如此，何況肉體的人呢？

2.科技也有「毒癮」，也會傷人

我們知道菸癮、酒癮、毒癮，但可能沒有聽說過高科技也有毒癮。其實，只要看看目前捷運上、公車上，年輕的男男女女們，個個目不轉睛、不得閒暇地盯著手中的高科技小玩意在看，腦眼一刻也不得鬆弛！再看看餐桌上，人們對輕鬆的相互交談的話題或精美的菜肴已經興趣不大，手中的蘋果機之類的小玩意才是關注的重點，上網、發照片。

在某地，有一次當地某官員宴請筆者和幾位年輕的記者，其中幾位是女記者。入席後年輕人們都在忙著拍照片，PO文，幾乎一半時間在做這些。餐桌上兩位上了年齡的官員臉上很掛不住，年輕人們玩得都是高科技，根本沒顧得上聊天及品食，似乎對他們來說高科技就是一切！如此，還有生活真正的情趣嗎？其實，芸芸大眾都被這些小玩意所捆綁了，只不過身在其中，渾然不覺而已！上述這些，不都是「科技毒癮」的表現嗎？

或許，你會說，玩玩這個，又有什麼關係？錯了，關係大著呢！

先不說其他的，先討論一下腦瘤的現狀與手機的關係。也許，人們還在爭議手機究竟會不會致癌，但有一個事實卻清楚地顯示它們之間的關係：20世紀90年代中期開始手機快速普及，現在已經人手一部以上。然而，腦瘤發病率，也從90年代的癌症發病排行排序的第十三、十四位，十多年間一下子飆升到現在的第六、七位，這還不足以說明問題嗎？

又如，人們驚呼：「網路毒癮」現在已經成爲青少年健康的主要殺手。我們周邊太多的這類情況：沉湎於網路，出現了一連串的心身障礙，有的甚至因此斃命；一旦限制他們上網，又會出現頭疼、嘔吐、失眠、沒有食欲、情緒低落、焦慮、易激怒等的戒毒（斷）綜合症（abstinence syndrome）。

也許，有人會說：這類「網戀」情況畢竟是少見的。但應該注意的是，很多健康問題是日積月累形成的。今天熱衷於蘋果機、掌中機的這些20多歲的年輕男女們，五年後會怎麼樣？十年後會怎麼樣？有一點是肯定的：有相當一部分會過早地患上視力退化、眼底動脈硬化、視網膜剝離、黃斑變性等頑固性疾病，因爲長期用眼過度；10～15年以後，大多數又會被高血壓（血管硬化）、冠心病、糖尿病等慢性病所困，因爲長期的緊張，與應激相關的激素持續高度分泌；若干年後的結果一定是上述慢性病變中的一種或多種「登門拜訪」，紮根駐紮！

或許，還有人會說：人是有理智的，我們會做出選擇。但凱文・凱利說科技「不只是人類行爲的集合，事實上它高於人類行爲和欲望。」「你無法去除（科技中）『壞』的部分，只保留『好』的部分。」「最終會達到這樣的階段：維持系統運轉的必要決策極其複雜，人類智力已不足以制定這樣的決策。到了那個階段，（高科技）機器將成爲（人類）有效的支配者。」

爲此，「我們陷入盲目的狂躁中，瘋狂地、積極地、不停歇地、癡迷地使用技術，去追尋似乎唯一存在的答案——創造更多技術。最終，我們需要越來越多的技術，而滿足感越來越低。」而且，還會越來越厲害！

可見，人們無法左右它的發展，也不能夠擺脫高科技及快節奏的「控制」！能夠做到的，就是對此有所節制。用凱文．凱利的話來說：「我們不想停止進步，只是希望放慢速度。」而且，爲了自身的健康，必須這樣去做！

3.慢性病增多：快節奏難逃其責

也許，你對此還有不同看法，這完全可以理解，因爲我們長期被灌注的觀念是「多快好省」「快馬加鞭」「快就是效率」「快就是好」「科技救國」「時間就是金錢」……很少有人會去想一想：這個快，總該有個限度吧！不過，事實已經給出了答案——在高科技促使我們生活節奏越來越快，效率越來越高的同時，許多慢性病也呈現出同步化的上升之勢。很明顯，今天越來越加速的工業化、高科技化、生活節奏快速化，相當程度造成了今天許多慢性病的持續高發，且呈現出飆升態勢。前面所列舉的非洲某些都市的例子，就是有力的佐證。

我們再舉個典型的例子：醫院應該是健康的庇護所，讓人身心康健的港灣。遺憾的是，在整個社會拚命趕路的同時，醫院也無法置之度外。一個著名的大醫院，一共有一千七百多個男女員工（不含退休的）。幾年前的一天進行了每年例行的員工身體檢查，在職員中，光是女性就發現了6例乳癌患者，2個卵巢癌患者，1個肺癌患者……筆者追問：醫院一共有多少女性員工？大概七百多名。七百多人中一年就發生了這麼多癌症患者，而且是身在醫務界的，從事民眾保健醫療工作，是健康守護神，應該說保健防病意識比一般人強得多了，癌症的發生情況，卻如此觸目驚心！怎麼解釋？

身在醫務界的人們都很清楚：20世紀70～80年代的醫生，盡管很忙，但絕對不像今天這樣，時時踮起腳尖拚命地跑！今天高科技這麼多，「壓力山大」，醫院裡醫護工作者們個個都忙得暈頭轉向，也正因爲高壓力、快速度，使人們持續處於慢性應激狀態，導致了醫務人員的生存狀態堪憂。有一份資料顯示：某地西醫醫院醫師的平均壽命，比當地一般老百姓要少3歲多，這至少是個鮮明的對照吧。

的確，高科技、高壓力、快節奏、現代化的生活方式，盡管給人們嘗到了不少甜頭，卻也導致今天人群健康狀態的惡化，很多慢性疾病的倍增。

4.傷損的核心：長期慢性應激

研究證實：高科技也好，高壓力也好，快節奏也好，其造成身心傷害的核心因素是長期的慢性應激。長期慢性應激危害是多環節的，涉及人體功能的多個系統；從心身醫學角度來看，它令機體持久處在「戰鬥逃跑反應」狀態，日積月累，神經內分泌免疫軸的功能從持續的亢奮到疲憊、耗竭，導致高血壓、冠心病、糖尿病及癌症等接踵而至。

現實生活中，很多「快」是迫不得已的。但也有許多「快」是人們自找的，壓力也同樣。高壓力人群中，部分壓力是屬於現實生活或工作中的客觀壓力，沒法迴避，但也有很多都是人們自攬的。比如，不斷給自我施加壓力，今年賺了五十萬，明年一百萬；再如，特別追求完美、潔癖、愛管事、性子急、操控欲特別強等；又如，不斷提高自我的欲望值，明明有車就可以了，有了「別克」想「寶馬」，有了「寶馬」要「賓士」……這些，往往就是自找的，自我強化的。如此的話，最終人人跑得氣喘吁吁。

自找的也好，難以規避的也好，都使個體長期處於慢性應激狀態。而慢性應激的危害性，千萬不可小覷。

因此，在這裡，重溫一下諾貝爾獎得主伊莉莎白·布萊克的教誨是有意義的：重點不在於完全規避或免除壓力或應激，這是不實際的，而是在於人們對待壓力及應激的反應——面對壓力、挫折及快節奏等的應激，要學會及時稀釋、接受與釋放，而不是轉化爲慢性，令其發酵；更不可耿耿於懷，不能釋放，或者說自我徒增壓力。如何學好釋放壓力，我們在下文將會做出介紹。

5.慢，是傳統文化的珍藏

其實，會過生活的人們普遍認爲：慢是傳統文化的珍藏。這也是歐洲一些國家著名的諺語。

有鑒於科技促成的快節奏帶來了不少問題，歐洲一些國家的人們發起了慢活運動，且有的已經頗具規模。例如，發軔於義大利的「3.15世界慢活日」，現已傳遍全球。不少人認爲：慢活，既是一種生活態度，也是一種健康的心態，更是一種防範諸多疾病（包括癌症）的有效舉措；同時，它還是一種積極的奮鬥，表現爲對人生的高度自信。適度放慢，可減緩壓力，舒緩緊張，消解慢性應激；因此，可以積極推廣。

其實，氣功、瑜伽等之所以風靡全球，被認爲是一個可靠的強身保健及防病措施，其核心要點就在於以「調息」（緩慢的腹式深呼吸）「入靜」（排除雜念，舒緩緊張）等的緩慢及鬆弛來拮抗緊張、壓力及快節奏。

這裡，要特別強調一個生物學規律——可以這麼說，其實每個人壽限是一個定數（常量），沒有意外情況的話，或許某個個體的壽限是3萬或4萬天。當事人如果持續的操勞，快節奏，重壓力，或者始終處在情緒焦躁狀態，那麼，他必須動員身體潛能去應對這些應激，持續的應激，潛能消耗就特別頻繁。因此，提早出現耗竭現象是必然的。就像一根蠟燭，如火苗調得太大，就很快燒光了一樣。

王一方教授比喻說：人的一生，說白了，其實就是每個人排著隊走向墳墓。我們每消磨一天，就是離墳墓近了一天！前面就是我們的終點，大家排著隊，靜靜的，也許是最為聰明的。今天的很多人，在諸多誘惑的誘導下，踮起腳尖，不顧一切地往前奔跑，拚命地「插隊」，其結果可想而知！既不可能遠離病厄，也別想活得優哉遊哉，更別奢望享受應有的壽限！因爲你自己拚命在往前「插隊」，插到離墳墓更近的地方，只怕自己在「排隊」中落後了。故有曰：心寬從容，能延年益壽，享受一生的平安與康健。

鑒於此，國外有一種觀點認爲：可以幫助健康老去的諸多因素中，有一項是沒病少去醫院。老年人除非有不適，也別多去醫院。因爲，有點平常心常會更好些！

幾年前，有一次筆者在飛機上和一個與筆者年齡差不多的歸國華僑聊天。他20世紀80年代出國，二、三十年後回到國內，他的同學還經常在國內外飛行。他告訴筆者，覺得他實在沒法理解同學的生活節奏。他的一些同學也有生腫瘤的，或是生了其他病的。回過頭來看，他說：「真的不能理解，現在所有人都拚著往前趕，什麼都在趕，什麼都強調快，生活壓力難以理解。在趕的過程當中，儘管推動了社會的快速發展，但也帶來了對生命的嚴重透支。」他就是這樣解釋他不少同學患了這病那病的原因。筆者對此深表贊同。

說句俏皮話：很多現代人，身體走得太快了，靈魂沒有跟上。其實，是科技及物質進步太快，身體沒法適應。的確，目前都市人生活節奏明顯超速度，我們前面談到的大都市，越是發達的都市，癌症、高血壓、糖尿病及冠心病等的發病率越高；越是高壓力的職業，上述疾病的患者越多；這些，就和控制不住自我的腳步有關。

當然，這是個悖論。現在社會發展，需要快；太慢了，就可能遭受懲罰；但是，過快又會出現很多問題。每個人需要跟上總體步伐，但又需在這個過程中保持自我的適度節奏，需要有自我平衡的技巧。

因此，慢下來，適當慢一點。或者說，在快和慢之間保持某種張力，是防範慢性病的重要措施之一。

記住：慢是傳統文化的瑰寶。欲養生者，應善於在快和慢之間保持適當的度。

6.適度慢下來的訣竅

我們必須慢下來！問題是我們能不能慢下來？

其實，我們年輕時都是拚命三郎，以己爲例，30多歲獲得了勞工模範，連續破格提升爲教授，但到了40歲時，一經系統檢查，全身發現很多問題：從有高血壓傾向，到高血脂趨勢，到眼底動脈硬化，一度只能以降壓藥爲伴！後來一想自己是醫生，當時就在思考，這樣下去還能健康嗎？還能期盼長命嗎？痛定思痛，開始學會自我調整，努力讓自己慢下來。從意識到問題至今，20多年過去了，覺得大致上做到了，效率沒降低，身體也還算可以！因此，現身說法，在努力工作，注重效率的同時，適度慢下來！享受慢生活，完全做得到！

這裡有幾點是非常值得重視：

第一，其實今天所謂「快」是因爲外界的誘惑太多！什麼都想掌握，什麼都想要！但你畢竟是凡夫俗子，故只能擠乾了時間，快步走。外界誘惑太多，讓你的選擇目標迷散，是導致節奏太快的主要原因。鑒於此，奉勸大家：遵循「二八定律」，身邊各種東西都很好，但要選擇哪些是真正需要的，努力去爭取；哪些是不那麼重要的，可有所放棄！很多人這也想抓，那也想要，結果只能是24小時拚命跑！到最後，代價往往令人驚愕萬分，甚至是生命的付出！

面對外界的誘惑太多，首先理清哪些是重要的，有所聚焦。套一句俗話，要學會「捨得」。減慢節奏的第一要義就是意識到減慢節奏的重要性！不僅要獲得你的確切需要，而且要增加自我的生活情趣，並考慮要擁有健康的生活與身體。

正確的做法是有所放棄，聚焦於你最有興趣的！適當參與一些你比較有興趣的，對一些你沒太大興趣的（或者暫時不急迫的），則可有所丟棄。

第二，別越界，不要超過邊界。筆者有個學生，年齡比筆者年輕得多了，看起來卻已經是老態龍鍾，又是肥胖，又是高血壓。他是一家小企業的老闆。在陪著筆者從機場到公司的路上，兩個手機一直響個不停，難道真的有那麼多事情嗎？筆者問他，那些瑣碎的事情，少管一點，行不行？他說不行，我不管他們就做不了。

其實，筆者覺得這就是越界，超越你的邊界了。我們提出老年人應該「學會裸退」，別越界到年輕人，也就是這個道理！明明你已經到了一定年紀，卻還要去管孫子婚姻的事情；我們今天很多家庭主婦爲什麼會生腫瘤？就是什麼都想管，什麼都不放心，什麼都自己去干預才好。就像諸葛亮，「事必躬親」，所以他50歲多一點就死了，壯志未酬！像他這樣高智商的，50多歲，只能說是巨大的遺憾！什麼都想管，那你就是超越邊界了！超越邊界後，不僅被管的人不舒服，你自己也很疲憊，而且絕對是低效率的。這時候，我們能不能分一分，該誰的事情扔給誰，該撒手時就撒手。你也輕鬆，他又高興，效率也高，何樂而不爲呢？就像前面說的那一位學生，放手讓員工管一些事，員工就會成長起來！

所以，慢下來的第二個訣竅是：別越界，要學會分權，要學會分享。包括我們每個人都要學會別越界。

第三，合理安排時間。這方面，很多人確實很忙，就像我們，也涉及了很多方面，既要看繁重的門診，又有興趣寫書，還要研究專題，並需帶研究生，此外，兼著主管很多事情，不能說不忙。但首先要意識到：慢不是懶，而是適當放鬆一點，讓我們該快的時候，工作節奏很有效率；慢不是不做事情，慢只是爲了更好地工作！就像休息是爲了更好地工作一樣。

因此，「捨得」是講放棄一部分東西。與此同時，還要學會巧安排。比如，在一段相對長的時間裡可做一些大的事情，相對短的時間內，可見縫插針地看看悠閒的書。先對自己的時間做個安排，然後要學會過一段時間一定要讓自己輕鬆輕鬆。包括有空散散步，喝杯清茶，看看閒書。俗話說：磨刀不誤砍柴工！閒暇時，看看書，讓腦子放鬆放鬆，一則效率會提高，二則生活情趣會增加，三則也達到了慢活的要求。

還有些人會說，我工作很忙，實在不行！教大家簡單一招，現在大家都離不開電腦，電腦用了二、三十分鐘後，需要站起來走一走，伸伸懶腰。我們的經驗是，用一段時間電腦後，一定站起來，離開位子，散散步，看似浪費了十來分鐘，但換來的卻是頭腦清醒，身體鬆弛，效率更高。

第四，「慢」有很多種技巧。筆者原來性子很急，經常會跟人爭得面紅耳赤，什麼事都講求效率。在20世紀70～80年代，甚至自我敦促，平均一週工作84個小時以上，而且還不包括在路上的時間。但是，也沒覺得效率很好。後來，覺得應該有張有弛。

比如，我們經常坐飛機，這時一定會帶本書。飛機晚點是家常便飯，這時候，別人很焦慮地去問，我們就可以悠閒地躲在角落裡看看書，既是欣賞，又是充電，同時還是心靈放鬆。因此，須認識到，在今天越來越快的節奏當中，要抓緊機會，讓自己慢下來！這不僅是身體健康的需要，而且是效率更高的需要，也是生活情趣的需要，展現出智慧生活的特點。

如果從這四個方面去考慮適當放慢生活節奏的話，也許慢活就不再是件可望而不可即的難事了！

四、邁開腿，拮抗腦力疲勞

不見閒人精神長，但見勞人筋骨實。

——《勸民》

1.今天的要害：「腦累」為主

誰都知道，保健既需要「管好嘴」，也強調「邁開腿」。邁開腿就是指加強體能活動及鍛鍊。何也？因爲今天的健康難題之一是腦力疲勞爲主，或者即通常所說的「心累」「腦累」。

我們在亞健康研究中發現：同爲疲勞，在當今知識社會色彩比較濃烈的大都市中，以往所表現出的以體力過度透支爲主的疲勞（中醫學說的「勞力所傷」），已讓位給了由緊張、競爭、壓力或腦力勞動過度所導致的慢性疲勞綜合症（有人甚至創造了「腦累」這一新名詞）。這兩者雖同爲疲勞，卻舊藥難治新病。後者對中醫學來說，也是個全新的課題（在我們看來，現代疲勞也不等同於中醫所說的「勞神所傷」，兩者機制、臨床表現、診治要點、用藥均有較大不同）。

今天多見的「累」，主要是長期壓力太重，「弦」繃得太緊；不是以前體力工作太過，體力的疲勞躺一會兒，睡一覺也許就恢復了。腦力的疲勞，要用相應的改善腦力疲勞的方法，性質完全不同，這是人類碰到的新的健康問題。例如，很多人有經驗，出去度假了，玩得非常累，疲勞到極點，洗完澡後，連做夢的勁兒都沒有了，這樣睡醒一覺，發現效果就非常好。從這個案例可以看出，改善腦力疲勞的有效方法之一，就是借體力疲乏來拮抗，這很重要。因此，這可以上升爲一種規律：「邁開腿」首先有助於拮抗腦力疲勞。

2.君子貴流不貴滯

其實，從基本生理而言，老祖宗早就強調：人欲常動！動則氣血流暢，功能協調。北宋名醫張子和曾有一句名言：「君子貴流不貴滯」。君子，就是懂得養生大道的；透過經常性的活動，可促使氣血流暢，保持康健。民間也有格言：飯後百步走，活到九十九！講的都是一個道理。

然而，由於社會的進步，一方面我們的工作方式徹底改變了，原先七、八成的人從事體力活，現在則九成以上從事的是腦力活，體力及能量消耗很少。更爲普遍的是，生活條件改變了，今天的人，出門有汽車，上樓有電梯，辦公現代化，家務勞動社會化，乃至連走路都越來越少。

一回家，坐著看電視，因此，四肢少動，缺乏鍛鍊。滋生了從肥胖、高血壓、糖尿病、冠心病到腫瘤的一系列慢性病。也許，前面幾者大家耳熟能詳，都知道與少動、肥胖休戚相關。癌症現在也已非常明確，幾年前，世界抗癌聯盟在倫敦宣佈：肥胖與酗酒是都市癌症的兩大元兇！美國的專家幾年前曾對某大學五千三百名女性進行健康分析，發現經常運動的女性，患卵巢癌、子宮頸癌和陰道癌的可能性，比不運動的女性要低60%；患乳癌的可能性，也比不運動的女性低50%。

而且，研究證實：每天只要30分鐘以上的有氧運動，就有助於降低患癌的風險。

其實，全球的研究已證實：適度的體能鍛鍊可增強自體的抗癌能力，防範從肥胖到高血壓、糖尿病、冠心病及癌症等的諸多慢性疾病。

3.人欲常動，但不可大疲耳

然而，中國古賢非常講究辯證法。對於運動，古人強調十分需要，卻不可超越極限。晉朝養生大家陶弘景就說：「人欲常動，但不可大疲耳。」我們的研究也發現，大運動量的運動員沒有長壽的。因此，只提倡適度的鍛鍊。每個人宜根據自身體質，選擇散步、慢跑、打太極拳、游泳等活動項目，運動量以逐步增加，不感到疲勞爲度。一時不能從事下床活動的，則可以活動四肢，不時自行輕揉胃脘腹部等輕微活動爲宜。

其實，運動對一般人來說，是享受其過程，並不是追求肌肉發達等，運動效果的評價，不是速度快了多少，肌肉增強了幾分，而是使自己更健康、更快樂。對於平時疏於運動的都市人群來說，研究已經肯定：高強度的競技運動反而可能傷及身體，而自然環境中的慢運動方能真正提高生活品質，增進健康，帶來快感。各種形式的慢運動，帶來的除了肢體血流加快，代謝改善外，還有內心放緩、舒展、鬆弛，這些才是現代都市人群智慧生活中適宜的運動方式。

4.戶外運動，適度最好

近年來，「邁開腿」的提倡，導致了戶外養生運動在一些中老年人當中已經非常普遍。特別是一些生了病的（如癌症）患者，常保持做內功、太極拳、戶外競走等活動，這是好事情。但活動的另一方面，須注意任何事情都要有「尺度」，我們已經發現戶外劇烈運動導致猝死的好多起案例。

這個「尺度（或者說注意點）」至少包括三點：

第一：這種健體運動是細水長流才能起效的，故只主張適度而爲之，不能太過分，每天1～2個小時足夠了。有些人急於求成，一練功就是4～5個小時，練得疲憊不堪，體力入不敷出，這同樣犯了錯誤，欲速則不達。

第二：所有的爲了強體的鍛鍊都不主張過分，且反對大運動量的劇烈活動。新的研究證實：人體所有的器官都有壽命，劇烈活動後會造成傷損。比如，會使得你的關節使用壽命縮短，並落下許多其他病症，包括關節增生、骨刺等。

第三：不是必須每天像工作一樣，一絲不苟、認認真真去練的，運動要看天氣，陰霾天就不主張外出活動。因此，尤其是霧霾天、太寒冷的天不主張外出鍛鍊。冬天外出鍛鍊的原則，中醫學強調的是「必待日光」，一定要太陽出來，可以在太陽剛剛出來時或在太陽下山前出去活動活動，鍛鍊鍛鍊。

總之，運動也要掌握「尺度」，不是越多越好，量越大越好，而是適度最好。

5.靜坐冥想，值得推薦的另類運動

中國古代文人就有靜坐養生的傳統。靜坐冥想不僅可以改善功能狀態，還有助於抗壓、消解不適等諸多功能，對於知識份子及中老年人尤其適合。新的研究證實：還可以訓練人們的心靈，一定程度改變腦部的功能狀態，從而產生廣泛的保健功效。

研究證明，靜坐放鬆時可促進各種生理變化，包括降低氧氣消耗量，加快二氧化碳排除量，改善呼吸速率、心率、肌肉張力和交感神經活動緊張度等，並能影響腦部活動，尤其是大腦邊緣神經系統，促使新陳代謝、血壓、呼吸和心跳速率的逐步放慢。而且，靜坐冥想的確可以緩解輕中度的疼痛，消解焦慮，甚至有防止憂鬱症之效。因此，近年來，靜坐已經從早期追求鬆弛，轉爲預防、延緩或控制高血壓、心臟病、偏頭痛、慢性疼痛甚至癌症等疾病。

鑒於此，靜坐冥想是值得推薦的現代人群運動保健方法之一。

五、告別生活陋習，守住健康

薄滋味，省思慮，節嗜欲，戒喜怒，惜元氣，簡語言，輕得失，破憂沮，除妄想，遠好惡，收視聽。

——《壽世保元．攝養》

1.起居有常

人是進化的產物，在長期的進化過程中，人適應了天地日月的週期性變化，產生了相應的生物節律。這個生物節律，確保了人體諸多功能的穩定，從而維護了全身狀態的良好；違反了這個生物節律，就是中醫學通常所說的「氣機紊亂」，它是健康的大敵。「氣機一亂，百病乃生」中醫理論如是說。

筆者經常提起一個比較特別的患者，他自稱是「老布」，二〇〇八年48歲時，被確診為晚期膀胱癌，現在康復得很好。他回憶自己生膀胱癌的原因是：「白天不知夜的黑！」天天日夜顛倒，整晚不睡，白天呼呼大睡；生癌前總共喝了10萬杯啤酒，10萬杯咖啡，三千餐速食……最後，如此生活給他的結局是晚期膀胱癌。當時，醫生明確告訴他，若不做「閹人」（不手術全切），活不到二〇〇九年春節。他不信這一套，更不願意接受「閹割性」的全切手術。痛定思痛，當他恢復了簡樸的生活方式後，情況逐漸有所好轉。現在，5年多過去了，他既沒有手術，也沒有化療，更沒有放療，卻已經康復，且寫書、出國旅遊，優哉遊哉。

回過頭來總結：生活起居必須形成規律。這個規律包括作息起居，包括一日三餐，也包括講究生活多方面的節制與規律！若持續地生活在無規律狀態，穩定的生理功能便無法建立，日積月累，終會導致很多健康問題的接連發生。

2.改變不良習慣

改變不良行爲，已是老生常談，比如戒菸限酒。大家都知道：菸齡越長，壽命越短！美國透過有效的戒菸行爲，大大降低了肺癌和慢阻肺的發病率及死亡率；因此戒菸是絕對必須的。

酒也類似，有人說酒對健康有點好處，偶爾飲點酒倒真的沒什麼大礙。但先人諄諄告誡：「以酒爲漿」，喝酒上癮，肯定會導致健康大災難。有個酒廠宣傳它的名酒有保肝作用，結果偏偏那個酒廠的副總生了肝癌。筆者調侃他說：「你的酒不是說可以保肝嗎？」他尷尬地笑笑：「那只是宣傳。」近年來，大酒廠總經理因為患了癌症而在筆者這裡治療的，已有幾例了！還不足以說明問題嗎？

其實，二〇〇七年版的世界癌症研究基金會《飲食指南》已明確強調：「含酒精的飲料都是有害的！」當然，臨睡前喝一點黃酒或葡萄酒，對健康也許是有一定幫助的，但僅限10～20ＣＣ。至於其他壞習慣還多得很，比如嚼檳榔可導致口腔癌等。飲食中的偏食會致病，包括純素食主義也不是很合理，因為人體需要的必需胺基酸有的只能從動物蛋白中獲取……諸如此類，都需要重視。

3.控制欲望

俗話說：「肆欲無度，養生大敵。」養生從養性開始，養性從控制欲望做起！控制欲望，又叫「管理欲望」，這是保健防病、守住健康所必須強調及做到的。人的欲望無窮無盡，包括對物質的佔有欲，對權力的壟斷欲，對錢財及異性的霸佔欲，對他人的操控欲，過於亢進的性欲，過於追求極致精美的食欲，以及太強的表現欲、窺探欲，等等，這是導致疾病的重大問題之一。

南宋名醫朱丹溪就指出：欲望對人來說，既是動力又是危害！人不可以沒有欲望，沒有欲望，生機就不旺盛，就沒有內在動力；但欲望太盛，又會戕害元氣，導致百病。他把驅動欲望的力量稱爲「相火」，認爲「相火」太弱，生機脆弱，活力不足；「相火」太旺，則五臟根基動搖，百病變生。從生理角度看：這些欲望既是種生物本能，人無法完全摒除，但過分又會有害健康。因此，我們強調要「控制欲望」、「管理欲望」。當今社會，由於誘惑太多，不斷勾起人的無窮欲望，導致了今人普遍的焦慮、浮躁，爲各種欲望所誘惑、驅使、奔波，汲汲於追求這些欲望的滿足，誘發了從精神障礙到各種軀體疾病的很多健康災難。

因此，欲保健防病、守住健康，就要從控制和管理欲望開始。

至於如何管控欲望，下文的相關內容，也許會有幫助。

4.「少為妙」

託名華佗的《華氏中藏經・勞傷論》中在討論如何守住健康時，就強調：「調神氣，愼酒色，節起居，省思慮，薄滋味者，長生之大端也。」其中展現一個基本原則：很多事宜「少爲妙」！明朝著名醫師，曾任朝廷內府大御醫（相當於醫學總監）的龔廷賢，在其養生名著《壽世保元》中也強調：「薄滋味，省思慮，節嗜欲，戒喜怒，惜元氣，簡語言，輕得失，破憂沮，除妄想，遠好惡，收視聽」爲養生原則。這些都展現了一個精神：養生需要「守道、節撙」。「守道」講究遵循規律，「節撙」則強調有所克制，「少為妙」。

這可以展現在諸多方面，飲食「少吃一口，多活一天」；工作，需要，但不可大疲；欲求，有所克制，切莫貪得無厭；性欲，不可放縱；七情，動而中節；鬱怒，隨怒隨消；說話，省言簡語……可以說，涉及生活的方方面面。

簡單說，今天的養生保健，「少為妙」依然是非常好的指引。例如，僅就與飲食烹飪有關的，就涉及以下：

少糖：現在研究證實，糖和鹽被稱為白色毒品，多吃於健康有害。我們所做的和腫瘤相關的臨床調查提示：都市裡常見的癌症，患者在發病前往往有個特點，好吃高糖飲食，比如糖果類、精美糕點等。糖攝入過量可導致脂肪肝、高血脂、高血糖、冠心病、高血壓以及部分癌症，這是路人皆知之事。故須控制糖的攝入。

少鹽：鹽的過量不僅可直接促進高血壓形成，而且還可對某些消化道腫瘤的發生起著推波助瀾作用，故鹽也需要控制。**世界衛生組織推薦的鹽的每天攝入量，最好是6克或5克以下。然而，中國人均每天鹽的攝入量達到了11克，超過了一半。因此，中國是個高血壓大國，和這不能說沒有關係。**

少油脂：控油脂也一樣。我們知道，以前貧窮時代人們買肉是買含油脂多的肥肉；後來，知道了動物油脂不健康，開始喜歡用素油。現在研究證實：植物油脂進入體內也會轉化，因此同樣不可過量。世界衛生組織推薦的植物油脂攝入標準量是每天25克以下。

控制調味品：調味品可以使食物味道鮮美，但也會帶來很多問題。比如說，味精（谷氨酸鈉）就廣遭質疑。有研究認爲：谷氨酸鈉的攝取過量，可能會導致胃癌和其他內臟疾病，還可能引起脫髮、口乾、視力障礙等。又如，火鍋往往靠大量調料，常吃火鍋，會埋下許多疾病（特別是消化道疾病）的禍根。至少，健康合理的飲食，應該包括減少對各種調味品的添加。除天然調味品外，人工合成調味品更是需要注意。

控菸少酒就更不用說了！

甚至，我們主張在今天醫療的現狀下，一般性的頭痛腦熱，少去醫院，自我學會一些保健常識很重要。美國非常權威的醫學雜誌《新英格蘭醫學》二〇〇七年曾經發表過一份研究報告：65種病症，有時候不治療更好！

美國著名的智庫蘭德公司二〇〇四年發表了一份權威調查結果：美國每年無辜死於醫院的人數達到近30萬！僅在住院過程中從醫院獲得的交叉性感染一項，每年就導致9萬美國人死亡。還有12萬人因爲醫生在治療高血壓、心臟病、肺炎和結直腸癌這四種常見疾病時嚴重失誤而導致死亡。

少去醫院的同時，增加自我健康意識及保健行爲，防範在先！當然，大病或者自己不瞭解的健康難題，還是建議盡快尋求可信賴的醫學專家支持。

5. 防範新的陋習

隨著社會的發展，新的陋習不斷湧現，正在悄然無息地侵襲人們的健康，這是必須努力加以防範的。這可以表現在各方面，包括前面說過的「高科技毒癮」，包括對一些新技術（如基因改造食品）的迷戀，包括對化工產品（如化妝品、清潔劑等）的亂用，包括以車代步，明明近在咫尺，卻不願走路，仍借車而行，諸如此類，不一而足。

這裡，重點討論易爲常人忽略卻也傷人不淺的幾大新的陋習。

藥物依賴症。人們常常誤以爲藥物能夠保命，其實這一看法不完全正確：是藥三分毒！更何況，藥物濫用已經成爲新的公害和毒癮。

筆者親耳聆聽了一位特別關心中醫學命運的長官曾告知：某退休高官後因爲生有多種疾病，想保命，然後透過保健醫生找了幾位各科著名的醫生，這些醫生開了各科的藥，然後匯總到家庭醫生處。醫生則按照他們的意見，讓他每天吃64種藥，共計85片！這是什麼概念？這不是毒癮又是什麼呢？

其實類似的情況在美國這種先進國家同樣嚴重。

例如，美國自行研究顯示，全美有一二〇〇多萬人長期服用處方止痛藥，他們不是爲了止痛，而是上了癮，服用後可享受「快感」。因此，人們發現在美國，處方止痛藥物甚至比非法毒品的危害更大。二〇〇八年，美國死於處方止痛藥的人數，超過可卡因、海洛因等毒品合計的致死人數，也遠遠超過交通事故死亡的人數。而且，幾乎每一位美國「槍擊案殺手」都長期服藥，包括二〇一二年七月科羅拉多州的「蝙蝠人槍手」傑姆斯．霍爾姆斯等人。服用這些藥物，能讓人「精神狀態改變」，激發出濫殺無辜的反社會的極端行爲。

美國智庫蘭德公司二〇〇四年的研究還證實：亂用降糖藥每年導致二六〇〇〇名患者失明，二九〇〇〇名患者腎衰竭，哮喘藥則每年導致四〇〇〇〇名患者非正常死亡。

更何況，濫用抗生素誘發細菌突變，出現超級病菌，則已是世界性災難！

的確，是藥三分毒！平素，離藥物（特別是化學合成藥物）遠一點，該用藥時，應在經驗豐富的醫師指導下，且見好就收。

依賴藥物你想長壽，那只會離康健長壽越來越遠！

西式速食毒癮。20世紀70年代起，西方速食進入，不知不覺中，西式速食店已遍佈大街小巷，促使人的膳食結構和口味發生了巨變，而長期潛在的健康威脅則隱藏在新奇口味的背後。

筆者在法國塞古拉宮聯合國教科文組織總部向國外參觀者介紹中醫學。當時有一位法國軍事醫學科學院退休的老專家每天下午都來陪伴筆者，同筆者聊天。他多次憤憤不平地指出：中國人為什麼喜歡西方速食？速食是垃圾，會帶來很多問題！你們自己原本的膳食結構很好！那時，筆者還不是很理解。隨著對這個問題認識的不斷加深和相應危險的日趨呈現，越來越覺得這問題太嚴重了。有人做過研究：一份一人份的午餐比薩，含鹽量高達12克，相當於2天的人均鹽分，它重油重鹽，再加上烤製，味道好，誘惑人們趨之若鶩，但大量有害的東西也隨著「重味」侵蝕了人們機體，猶如現代版的「飲鴆止渴」。

筆者從20世紀90年代後期臨床中發現，很多年輕的男女和學齡兒童，意外地患上了鼻咽癌，尋根究底地追溯原因，發現他們有一個共性的根源不能忽視：那就是他們幾無例外地嗜好西方速食，往往從小學、中學起就以速食為午餐的主食。

旅德的美國著名學者威廉·恩道爾長期研究美國對華政策。他在《目標中國——華盛頓的「屠龍」戰略》一書中告誡：「這種狀態正威脅著中國的『國家安全』。」他認為：西方速食已經導致美國嚴重的肥胖和其他疾病問題，傷及了美國的「國家安全」。但美國自身難以解決，因此有意拉中國下水，作為「陪綁」，也作為華盛頓的

「屠龍」戰略之一。在書中，他特別舉出糖尿病流行的例子。中國糖尿病患者的發病率近年來急劇地上升，僅僅過了20年，就變成了世界「糖尿病之都」。最新的研究發現：中國青年人的糖尿病患病率已4倍於美國，而美國青年的情況本來就夠糟糕的了！

其實，世界著名的醫學雜誌《柳葉刀》二〇〇四年就發表文章，報導了美國明尼蘇達大學馬克・佩雷拉博士等所做的一項三千人十五年追蹤調查實驗，發現速食、肥胖症和2型糖尿病之間存在「強關聯」性。

美國的《臨床調查》雜誌則發表了華盛頓大學糖尿病肥胖症中心一份研究報告：「多吃含高脂肪的速食食品，可能會在大腦上留下瘢痕。」科學家們用典型的美式速食類高脂肪食料飼餵大鼠和小鼠：很短的時間內，動物的大腦視丘下部就出現了炎症，這是分泌荷爾蒙、控制饑渴感、困倦感、情緒和身體節奏的關鍵部位。也就是說，不僅僅是糖尿病，速食還可能引起可怕的腦部病變！

因此，「為了健康，遠離西洋速食！」應成為我們當今健康宣教的響亮口號。

碳酸飲料毒癮。碳酸飲料很不健康，喝碳酸飲料每每容易上癮，已經不是新觀點了。但是碳酸飲料有害，應加上安全警示，這則是一些最新醫學研究提出的結論。

《科學網》曾經專門載文指出：即便一天一杯或一個星期兩杯這樣少量飲用，也會嚴重影響人們的新陳代謝，堆積脂肪，明顯促進2型糖尿病的形成，並增加心臟病、肝衰竭和高血壓的發病率。而兒童很可能會對其上癮，變得離不開垃圾食品。這項研究是由英國著名的老牌大學威爾士班戈（Bangor University）的研究人員進行的，結果發表在《歐洲營養學雜誌》。

事實上，類似揭示碳酸飲料危害健康的研究很多。《美國心臟協會雜誌》的研究報導警告說：每天喝三五〇CC加糖碳酸飲料的男人比不喝的男人得心臟病風險高20%；血液檢查發現他們的血管炎症數值較高，高密度脂蛋白膽固醇數值較低，常會導致血糖迅速升高。另一研究發現每週喝2瓶碳酸飲料（每瓶三三〇CC）的人患胰臟癌的風險是常人的2倍。一項以色列的研究顯示含大量果汁的碳酸飲料可能造成長期嚴重的肝臟損害。每天喝2罐碳酸飲料的人，得脂肪肝的機率是常人的5倍。

各種研究均證實：含糖碳酸飲料會導致兒童肥胖。倫敦大學的研究者給參加實驗的三四六名11歲左右的兒童喝碳酸飲料後，發現可能會促使孩子們養成偏好甜食和更喜歡高鹽食物等的壞習慣。當他們停止喝碳酸飲料，會出現情緒障礙，表現爲易怒、煩躁、坐立不安和痛苦等。

除上述的危害外，碳酸飲料的壞處還「罄竹難書」，包括會對牙齒造成損害。研究發現：飲用後的前30分鐘，可樂對牙齒的腐蝕性是果汁的10倍，每天4罐碳酸飲料會使齲齒發病率增加二五二%。此外，碳酸飲料應該對一些腎及膀胱結石等的形成負責；碳酸飲料可以傷及胃及消化功能；它還會影響兒童的身高，且長期飲用，會導致骨質疏鬆加速的惡果。

可以說，碳酸飲料除了口味怡人外，可以說百無一是！因此，歐美很多國家或市政部門已經有所行動，試圖對其有所限制。然而，崇尚自由競爭的歐美，利益及勢力說話，欲對一個市場龐大的利益集團進行限制，談何容易！

早在20世紀80年代，比較研究就已經證實：從生活方式而言，人的「飲」最爲合理與健康，人的「飲」，就是「茶」。的確，茶是最爲保健的，它有廣泛而明確的保健作用，對此，無須多費筆墨。筆者就常年信奉「喝茶」，既口味甚佳，又怡情養性，且可保健防病，何不樂哉？

因此，欲告別生活陋習，守住健康，從某種意義上可以說就是從告別碳酸飲料，學會喝茶開始！

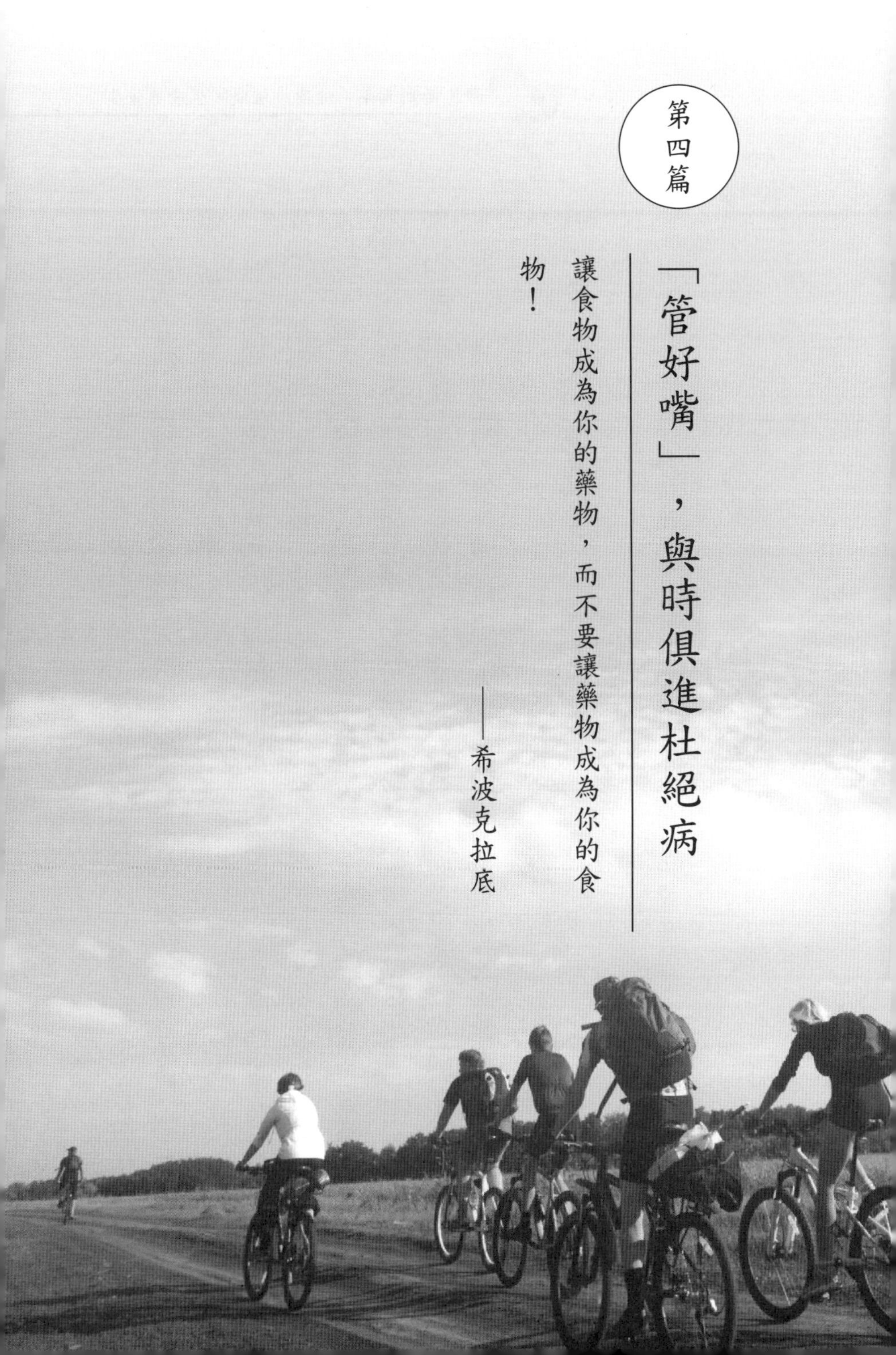

第四篇

「管好嘴」，與時俱進杜絕病

讓食物成為你的藥物，而不要讓藥物成為你的食物！

——希波克拉底

今天，人們健康方面最大的盲點是什麼？是吃的盲點！是不會吃，不善於吃；或者說抱殘守缺，還拘泥於農耕時代，供應長期絕對不足，饑寒交迫時的傳統：人是鐵，飯是鋼，多吃一點保健康！

眾所周知，中國文化傳統中，問候人用得最多的敬語是：「您吃飽了麼？」這就反映出一個根深蒂固的傳統：吃飽、吃好比什麼都重要！它的深刻社會背景是：自古以來，絕大多數時間，人類的糧食供應是嚴重欠缺的，突飛猛進的變化只是發生在近幾十年，餐桌的快速豐盛，讓人們的機體一時無法適應，因此，滋生了一系列與吃密切相關的健康難題。而要破解這些難題，只能尊奉與時俱進原則，按照今天的社會生活特點，守道節撙，管好嘴，杜絕一大批健康問題的氾濫和許多慢性病的孕育。

一、安生之本，必資於食

> 若能用食平疴，釋情遣疾者，可謂良工！（平疴，治癒重病）
>
> ——孫思邈

1.食醫，在諸醫之首

中國有一個傳統很有價值，那就是從事飲食調整的醫師，地位崇高。早在三千多年前的西周，當時的醫師就分爲「食醫」「疾醫」「瘍醫」「獸醫」四類。主管飲食養生防病和食療治病的食醫，榮列首位；疾醫是內科醫生，只能忝列第二；瘍醫是外科醫生，當然，地位只能從屬老三；獸醫排列在最後。可見，食醫的地位非常崇高。此後，各朝各代「御膳」都是重要部門。此風還澤被韓國，韓劇《大長今》中御膳房小宮女後來成爲影響政局的三品官，也展現出東亞文化注重飲食烹飪的這個傳統。

老子《道德經》中更有「治大國，若烹小鮮」之說，講的是商湯時期的廚師伊尹，以烹飪飯菜之經驗，提出治國及養生之道，進諫商湯王。湯王聽後，感悟良多，頓覺相見恨晚，即命伊尹爲「阿衡」（宰相）治理國家，商朝隨即開始壯大，而後擁有天下。民以食爲天！對於芸芸衆生，安身立命，延年益壽，必資於正確合理的飲食，更是天經地義之事，在這方面，先賢們累積了豐富經驗及理論。

2.食療養生防病：一貫的傳統

中國傳統醫學一直強調：食物是最好的藥物！維護生命，養生延年，要從合理飲食做起。從先秦開始，古代醫師便孜孜不倦地探索這一問題。《黃帝內經》中就系統地討論了食療養生防病和治病的原則方法。

被稱作「醫聖」的張仲景，堪稱食療治病的典範。他強調「凡飲食滋味，以養其生，防治其病」，並創制了許多沿用至今的食療名方，如甘麥大棗湯、當歸生薑羊肉湯、豬膚湯等。這些食療方若能正確運用，常有佳效。

更值得一提的是唐代名醫孫思邈，他認爲：「安生之本，必資於食。是故食能排邪而安臟腑，悅神爽志以滋氣血。若能用食平痾，釋情遣疾（遣疾，祛除一般小疾）者，可謂良工（高明的醫生）。」「夫爲醫者，當須洞曉病源，知其所犯，以食治之，食療不癒，然後命藥。」（《備急千金要方．食治》）這些論述，清楚地證實了中醫學的一貫主張：應先以比較溫和的方法（如食療等）治病，「食療不癒，然後命藥」，因爲是藥三分毒。這充分展現了對生命的尊重和對自然療法的敬畏。

這一傳統在後世一直延續且發展著。例如，唐顯慶年間出版的《食療本草》，係世界上第一部食養食療學專著。宋代普遍使用飲食治病，宋朝皇家編撰的醫學巨著《太平聖惠方》中，二十八種疾病載有食治方法，有二卷則爲食療專篇，載有食療方、保健膳食方一六〇餘首。宋之林洪著《山家清洪》，集錄民間糕餅、粥飯、羹菜、飲品、茶水、果品等各種藥膳劑型，計一〇二種。宋代名醫陳直著有《養老奉親書》，則是偏重於飲食療法與老年保健的專著。元代設有飲膳太醫，忽思慧曾經主持工作，他集成的《飲膳正要》，是影響世界的專著。明代姚可成補輯的《食物本草》，共載藥食兩用之品一六七九種，幾乎包括了古今所有的飲食養生之物。可見這一傳統之深厚，經驗之豐富！

3.柯林頓執迷的養生祕訣

世界上比較受推崇的飲食方法主要有地中海飲食、日本飲食及中國（20世紀70年代以前）的飲食方案及食譜。美國前總統柯林頓曾因爲吃得不健康而發胖，並引發諸多健康問題，包括嚴重的心臟病問題，數年前曾被迫接受心臟搭橋手術。可這幾年來他的健康狀態發生了根本性的改變，當二〇一〇年七月柯林頓在女兒婚禮上現身時，人們驚訝了，發現他不但瘦身成功，精神很好，氣色亦佳，而且心臟病問題也緩解了很多。當人們紛紛向他打探養生健康祕訣時，不料柯林頓說他重回健康的方法源自中國，因爲受了一本美國最暢銷的營養學方面的書籍——《中國健康調查報告》的影響，他近年來執迷於中國的飲食營養方案及食譜。

《中國健康調查報告》及其姊妹篇《救命飲食》的作者是美國鼎鼎大名的營養學權威，獲得營養學及癌症營養等終生成就獎的柯林．坎貝爾博士。他從事了50年的生物醫學及營養學研究，其中包括一項在中國等地長達27年的科學實驗項目，科學實驗證明：良好的膳食可以挽救大多數人的生命。

此書在歐美等地影響巨大，包括柯林頓等政要顯貴都會倍加推崇。根據該書的觀點，大量的美國人正在學習中國傳統（20世紀70年代以前）的飲食習慣。但坎貝爾博士也指出：在今日人們的生活方式卻正日益陷入盲點中，日漸西化，疾病排行正迅速向西方國家靠近，因此，健康危機接踵而至。而且，由於此書說了大量的實情真話，包括以科學資料揭示了牛奶之類食品對營養過剩者的巨大危害，刺痛了部分利益集團，故坎貝爾博士在中國受歡迎程度遠不如他剛剛來到中國時那麼熱烈；他寫中國營養學與健康的書，在中國也遠沒有像在西方那麼受歡迎。看來，背後有利益之手正在強行抵制，這也許是唯一可以接受的解釋！

4.坎貝爾《救命飲食》的啟示

《救命飲食》與《中國健康調查報告》是姊妹篇，都是坎貝爾在飲食養生方面的巨著。我們試摘錄書中部分內容，以饗讀者，希望人們能重新審視中國的飲食養生之精髓，從今天開始，找回最健康，也是最簡單的生活方式——從正確合理飲食開始，阻斷疾病滋生，守住自我健康。

可以說，幾乎所有美國人都死於富貴病。但只要選擇正確的膳食結構，我們就能將罹患致命疾病的危險降至最低。

這項研究的成果，以及其他大量支持性的研究，讓我改變了飲食習慣。15年前，我停止攝食肉食，過去6～8年中，逐漸停止了包括乳製品在內的所有動物性食物的攝入。儘管年齡逐漸增大，但是我的膽固醇指數卻一直保持在較低的水準，體形比25歲時還要好。……

5.中國30年前農村的經驗

美國人有15％～16％的總熱量攝入來自蛋白質，其中80％來自動物性食物。而在中國只有9％～10％的總熱量來自蛋白質，其中10％來白動物性食品（注：這是20世紀70年代末的情況）。中、美的膳食結構存在非常顯著的差異。

實際上，一個體重77公斤的美國成年男性每天攝入的熱量約爲二四〇〇千卡，一個77公斤的中國農村成年男性，每天熱量攝入約三〇〇〇千卡。中國人攝入的總熱量要高得多，但蛋白質、脂肪和動物性食物的攝入量則少得多，纖維和鐵的攝入量比美國人高得多。這些差別都至關重要……

隨著社會的發展，人民的財富迅速得到累積，人們開始改變飲食習慣、生活方式，衛生條件也有了顯著改善。但隨著財富的增加，會有越來越多人死於富貴病，而不是貧困病。因爲富貴病和飲食習慣的關聯是如此緊密，我們將富貴病稱爲「營養過剩型疾病」。大多數美國人或是西方國家的人實際上都是死於這種疾病……

6.血液裡的膽固醇

在某些地方，隨著血液膽固醇指數的升高，營養過剩型疾病的發病率也在上升。中國人的血液膽固醇平均指數約爲一二七毫克／分升，比美國的平均指數將近低一○○點（美國是二一五毫克／分升）。在某些地方，膽固醇水平甚至低到94毫克／分升。

美國民眾的膽固醇指數在一七○～二九○毫克／分升，其下限指數相當於中國農村人群的上限指數。在美國，人們認爲，如果血液膽固醇指數低於一五○毫克／分升，身體就會有問題。按此推斷，85％的農村居民身體都有問題，但情況並非如此……

大多數美國人都知道，如果你血液中膽固醇含量太高的話，你應該注意自己的心臟；但是你不知道的是，你還應該注意癌症的發病危險。我們得到了一個驚人的結果：當血液膽固醇從一七○毫克／分升降到九○毫克／分升，肝癌、直腸癌、結腸癌、男性肺癌、女性肺癌、乳癌、兒童白血病、成年白血病、成年腦癌、兒童腦癌、胃癌以及食道（咽）癌的發病率都顯著下降了。此類疾病可以列一個很長的表。

血液中的膽固醇包括低密度脂蛋白膽固醇和高密度脂蛋白膽固醇。傳統上認爲低密度脂蛋白膽固醇是壞的，而高密度脂蛋白膽固醇是好的。在高指數的低密度脂蛋白膽固醇水準也與西方病的發病率緊密關聯。

7.脂肪和乳癌

平均來說，我們攝入熱量的35％～40％來自脂肪。肉製品和乳製品中的脂肪含量都比較高，我們透過消費這類食品來證明生活確實富裕了，但根據國際膳食推薦，每天攝入的熱量中，來自脂肪的比例應低於30％。

脂肪與腫瘤關係的研究中，影響最廣的是由加拿大西奧蘭多大學教授肯·卡羅爾做的研究。他證明膳食脂肪和乳癌間存在非常強的關聯。此後，牛津大學的理查·佩托爵士和理查·多爾爵士提出：所有癌症只有2％～3％是由遺傳導致的。

如果減少脂肪攝入，就能降低乳癌的發病危險。中國農村的調查證實了這一點。乳癌和膳食脂肪的關係實際上是與動物來源食物的關係，這種關係會直接影響乳癌的致病因素，包括月經初潮過早、血液膽固醇過高、更年期延遲和接觸雌激素水準過高。

在中國農村，月經初潮的平均年齡要比美國晚得多——在一三五個村莊中，各村女性的平均範圍是15～19歲，總平均值是17歲，而美國的平均值是11歲。許多研究結果證明，月經初潮過早使得乳癌的發病危險更高。還有更讓你吃驚的，高脂肪攝入不僅與女性35～44歲期間高水平的血雌激素有關，也與45～64歲的高水平雌激素有關。

8.抗氧化最好靠自然

抗氧化和我們的關係在於：一生中，因爲曝晒太陽、工業污染或營養攝入不均衡都會產生自由基，自由基能讓身體組織變得僵硬，功能衰退。衰老的機制就是自由基攻擊自身造成的。不受控制的自由基是白內障、血管硬化、癌症、肺氣腫、關節炎和其他老年病的病因之一。

我們自身並沒有植物那種防護盾牌，不能保護自身不受自由基影響。但幸運的是，植物中的抗氧化劑能在我們體內發揮同樣的作用。

9.中國人為何吃不胖

在體力工作最少的中國人中，平均熱量攝入（按照每公斤體重計算）要比美國人高30%，但是他們的平均體重卻比美國人低20%。

一個更複雜、更全面的解釋來自我們大量的研究和參考他人的研究，解釋是這樣的：假如我們不限制熱量攝入，那我們從高脂肪、高蛋白質膳食中攝取的多餘熱量將轉化爲脂肪或肌肉纖維的一部分，保存在更爲明顯的身體部位，例如肚子、身體中部、臉部或是大腿上部。

身體會透過一種自然平衡機制來確定到底需要多少熱量。膳食選擇正確時，我們的身體知道如何分配攝入的營養，將哪些轉化爲脂肪，哪些用於維持身體功能，或是僅僅將多餘部分作爲熱量散發掉。身體透過多種複雜機制確定哪些熱量用於補充消耗，哪些需要儲存，還有哪些燃燒掉。

攝入高蛋白質、高脂肪膳食後，身體中的熱量通常轉爲脂肪儲存起來，反之，熱量則比較容易以體熱的方式散發掉。我敢打賭你更希望熱量都轉爲體熱而不是脂肪。只要你選擇蛋白質和脂肪含量比較低的膳食，就可以做到這一點。

中國人攝入的熱量更多有兩個原因：一是他們體力活動的程度更高，二是他們攝入的低蛋白質、低脂肪膳食有利於讓能量以體熱的方式散發出去，而不是轉化爲脂肪……

需要特別說明的是：坎貝爾的研究是20世紀70年代末開始的，從那以後，中國的情況發生了翻天覆地的變化，變化同樣展現在飲食方面。因此，坎貝爾的這些結論只能說代表了那個時代的。今天，則需要另外考慮！

10.期望壽命的歷史解讀

幾年前，忽然有一股反傳統及反中醫之風。當時，首當其衝的反中醫某哲學教授列了一張平均期望壽命變化表，表中從一九五一年的平均期望壽命四十二歲，到了一九八一年的六十七歲，到了二〇〇〇年七十一歲，到了二〇〇四年七十二歲，明顯增長，他們以此爲據，認爲在期望壽命增長中，「中醫貢獻甚微」。真是這樣嗎？顯然，這完全是隨心所欲的「亂讀」！

再來看看，一九五一年，中國和歐洲期望壽命差二十七歲；到一九八一年，三十年間，一口氣追趕了二五．八歲，兩者只差六．二歲。但到了二〇〇四年，兩者則仍差四．二歲；後二十三年間，只縮小了二歲。除了醫療模式、醫療對策等有所失誤外，一個重要因素不可忽略：這三十年間，餐飲快速豐盛，造成營養過剩，因此而導致的健康威脅、健康難題急劇飆升，誘發的死亡危害也直線增多！

也許，參照下面兩個例子更能夠說明這一規律。

11.補充兩個有趣的事實

二〇一三年四月一期的《英國醫學雜誌》發表了一個由西班牙、美國和古巴等多國專家聯合進行的研究報告。

報告發現：蘇聯解體後（一九九一年），古巴陷入經濟困境，糧食出現短缺，燃料供給也大幅減少，人們被迫限制飲食，放棄汽車和公車，選擇步行。到一九九五年的5年間，古巴老百姓每天攝入的卡路里略少於需要量，5年間古巴人平均減重5公斤。然而，從一九九六年開始，該國的糖尿病致死率減少一半；心臟病和中風致死率也出現「自由落體式」下降，光心臟病的死亡率就下降了三分之一。當然，這是陰差陽錯的結果，然而「古巴式瘦身」（專家給予的稱謂，意即被迫的「瘦身」）儘管不見得每個人都樂意（因爲是經濟困境），健康效果卻是明顯的，最終全民健康得到改善。可謂是「禍兮福所倚」！因此，文章最後調侃地說：「科學家認爲古巴的經驗值得其他國家借鑒，當然，最好是在沒有經濟危機的情況下。」

文章進一步稱，古巴「實驗」證實：在相對較短時期內，全民減肥對健康產生深遠影響。然而，研究也指出：古巴的例子十分獨特，因爲危機的發生相對比較緩慢。

而且，社會沒有崩潰，整個秩序良好，人們還是照常上班上學，政府一如既往重視公共醫療和民眾健康，只是糧食等的供應有所控制。不像蘇聯，休克療法誘發了經濟困境，導致了社會危機，失業率劇增，生活困頓，民眾有嚴重的失落感和不安全感。

另一個例子是關於非洲的。英國著名腫瘤學家兼遺傳學家格里夫斯在其《癌症，進化的遺產》中，列舉了非洲某些國家中一些大都市的例子，儘管整個非洲還很落後，但部分大都市率先有所發展，同時受西方影響，生活方式及膳食結構等全都歐美化了。然而，短短二、三十年間，這些都市民眾的疾病排行也同樣（僅稍顯滯後地）歐美化了，表現爲高血壓、冠心病、糖尿病、癌症（富貴癌）等的發病率一路飆升，死亡率直線上升，都接近歐美等先進國家的水平了！

可見，《老子》說的多有道理：「禍兮福所倚，福兮禍所伏！」古巴與非洲都市的正反兩方面案例，不恰恰說明了這一辯證法嗎？「福兮禍所伏」，一味地吃膏粱厚味、高脂肪、高蛋白質飲食，看上去很美，但進步帶來的不都是美酒佳餚，也伴隨著苦澀的災禍，包括健康方面的諸多問題，可不慎乎？

二、吃出肥胖的危害：觸目驚心

美國人死亡和遭遇病痛的比例顯得不當，因為其他先進國家的百姓更長壽，且身體更健康！讓我們憂慮的是為什麼在這十幾年間我們的狀況變糟了？

——史蒂文教授（美國）

1.美國壽命更短，健康狀態更差？！

二〇一三年一月，美國維吉尼亞州聯邦大學史蒂文教授領銜的團隊，發佈了《全球視野下的美國健康狀態：壽命更短，健康狀態更差》（U.S. Health In International Perspective：Shorter Lives，Poor Health）的調查報告：透過與其他15個高收入國家（OECD，經濟合作組織國家的簡稱）在壽命、各年齡段健康狀態及常見病發病率等多方面的比較，結論是美國的健康狀態令人震驚——壽命更短，健康狀態更差，健康開支最多。

這份報告很權威，結果卻更讓人失望！相比於其他15個高收入國家，美國人均壽命最短；這15個高收入國家是：日本、瑞士、澳洲、義大利、法國、西班牙、瑞典、奧地利、挪威、荷蘭、德國、芬蘭、英國、葡萄牙和丹麥。

根據世界衛生組織統計的二〇〇八年資料，美國的死亡率以504.855/10萬排在16

個國家的第一位。其中非傳染性原因引起死亡率：丹麥第一，美國第二；外傷死亡率，芬蘭第一，美國第二；傳染性原因、母嬰原因、營養條件等死亡率，葡萄牙第一、日本第二、英國第三、美國第四；惡性腫瘤的死亡情況，美國在淋巴癌、白血病、子宮頸癌死亡率都排在第二，肺癌死亡率排在第三，僅僅是胃癌，美國死亡率最低。而且，美國人的健康問題主要集中在50歲左右的中年人。

該報告發表後，在全球引起不小的轟動。長期以來，美國的健康體系被認爲是最科學、最審慎、最高效率的傑作，似乎美國人的健康理念總是引領著時代潮流，許多國家已經習慣了以美式生活方式及健康作爲自身的參照系。

然而，調查結果卻揭露出完全相反的事實！且這不是一般性的研究，而是美國國內權威受託後組織團隊認真對比後的嚴謹結論！

表面上看，問題多多！首先集中在肥胖上，三分之二美國人處於超重或肥胖狀態，其中肥胖超過三分之一，只有三分之一的美國人體重正常，且三分之一兒童就已出現肥胖趨勢。到二〇三〇年，美國還將增加三千二百萬肥胖者，肥胖率將高達總人口的42％。相對於其他15個先進國家，從15歲到44歲，美國人的體重指數都居第一位。

與此相關：美國成年人的糖尿病發病率這些國家中最高；25～34歲的年齡層中，

平均空腹血糖是美國和西班牙分列第一、第二位。

除肥胖、糖尿病外，美國人的心血管疾病及其他慢性病的發病率也快速增多，嚴重影響著他們的健康狀態。而且，這些慢性病的症狀都出現在35~49歲。

來源於全國健康和營養調查（NHANES）和歐洲健康、衰老及退休調查（SHARE）的資料：相對於10個歐洲國家（奧地利、比利時、丹麥、法國、德國、希臘、義大利、荷蘭、西班牙、瑞典），美國50~54歲人群在心臟病、中風、糖尿病、高血壓和肥胖疾患方面更爲普遍。該年齡段的美國人群至少有20%的人在未來的5年裡將會有心血管疾病的風險，明顯高於歐洲國家。

美國人的心血管風險以男性超過世界平均水平34%，女性則超過159%而位於世界第一。

55~64歲的美國人和歐洲12個國家相似年齡段的人群比較，美國人在癌症、糖尿病、肺部疾患和中風等方面發病比例都是最高的（Banks等，二〇〇六年）。

進一步深入分析顯示：美國和其他富裕國家之間在平均壽命及健康狀態等方面的主要差距，可主要歸因於50歲之前的過高死亡率。

見到這一結果，史蒂文教授等研究者大受震驚！他指出：「美國人死亡和遭遇病痛的比例顯得不當，因爲其他OECD國家的百姓更長壽且身體更健康。」

2.健康開支卻是全球第一

美國健康方面的開支名副其實的全球第一，且較他國，不是高出一點點，而是成倍數增高。證據證實：「美國國家在衛生系統的財政支出從一九八〇年的〇・二五六萬億美元，占當年GDP的九・二%，增長到了二〇一〇年的二・六萬億美元，占當年GDP的一七・九%。」增長速度之快，絕對升幅之大，世界上沒有一個國家能夠望其項背！

史蒂文教授說：的確，「世界上沒有一個國家在衛生方面花費這麼多！而且，人均醫療消費也比其他國家的要高很多！」根據史蒂文教授領銜的研究組提供資料：二〇一〇年，每個美國人年均在醫療保健方面的支出高達八七〇〇美元！這是什麼概念？可以比較，相近的二〇一一年，中國的人均GDP僅僅是四三八二美元；也就是說，兩個中國人一年GDP總值，只夠一個美國人維持健康開支，離不離譜？

歐盟各國的健康開支最高的法國僅占當年該國 GDP 的9%，正好是美國的二分之一。歐盟的 GDP 值遠低於美國，基數低了，自然開支也低。有些歐盟國家健康開支僅在一千美元上下，遠遠低於美國！難怪史蒂文教授等研究者會大受震驚！

3.問題究竟出在什麼地方？

美式健康體系的盲點究竟在哪裡？史蒂文教授的研究小組得出了五大方面，涉及20多個領域的問題，其中美式生活方式又是重中之重。

生活方式方面他們又羅列了6個方面的弊端，依次爲吸菸、飲食、運動、飲酒、吸毒，以及不安全性愛和槍擊之類的傷害行爲。

其中，由於始自20世紀70～80年代的聲勢浩大的全美戒菸運動，吸菸在美國已經開始得到有效控制，吸菸人數出現明顯下降，菸所造成的危害從90年代末起，也有了顯著改善，特別是肺癌的發病率、死亡率等；研究小組也承認，除女性略有上升外，男性吸菸的危害已經有所控制。

其次，就是飲食、酗酒、吸毒等，特別是飲食不當及酗酒，危害猶大。

深入一步分析：上述健康問題的一個核心，可以說是「肥胖」。相對於其他國家，美國人與飲食、肥胖有關的疾病更多：高血壓、糖尿病、冠心病及許多癌症等，這些病之所以高發，肥胖都是主要誘因之一。美國三分之二國民屬於肥胖或者超重，是高懸在這些美國人頭頂上的利劍，威脅著他們的健康及壽命。對此，美國上上下下不能說沒有認識。專家們一直在呼籲；第一夫人蜜雪兒·歐巴馬（Michelle Obama）爲此發起聲勢浩大的全民減肥運動；美國半數以上的州議會則正在激辯一四○多項抑制肥胖的法案；美國國會也在考慮對「垃圾食品」徵收「肥胖稅」。諸如此類，都是圍繞著控制體重這一美國「國家病」展開的。

4. 肉類過度：健康的大敵

再深入探究，導致全民肥胖顯然是多種因素的，包括垃圾食品、坐著不動久看電視、零食太多、運動太少等，都起著作用。而首當其衝的應該是膳食結構。美國的膳食結構這些年來越來越高蛋白質、高脂肪化了，而且動物類食物所占比例越來越高！

按世界銀行二○○七年的權威資料：肉類總量（包括豬肉、牛肉、羊肉和禽肉等）的人均消費數來看（以一人一年人均消耗多少公斤計），美國當之無愧地排行老大，占第一位，二○○五年肉類的人均消費是85公斤／（人·年）。第二位是荷蘭，人均74公斤／（人·年）。最低的是印度，僅3.8公斤／（人·年），只是美國的10/225。美國的肉類消費中，又以雞肉爲第一，人均每年44公斤；牛肉第二，人均

22公斤；豬肉第三，人均17公斤。其中，雞肉、牛肉都是所謂優質蛋白質及高卡路里的！

有資料顯示：20世紀80年代以前，吃牛排還被當時的美國人認為是一個令人羨慕的富裕的標誌，因為牛肉的高卡路里而受到推崇。現在則截然不同了，因為民眾的健康普遍出大問題了。

5. 難以糾治的習慣

其實，美國睿智者對此早已有所認識。例如，世紀之交，華盛頓特區主治醫師委員會就發起了一場運動，試圖把長期以來列為保健及營養食品的肉類和乳製品，從四大類主食中剔除出去。因為他們注意到：「大量研究證實：癌症、心臟病和其他減少壽命的疾病的低發病率，是與無肉、低脂肪、低膽固醇和高纖維飲食有關的。」當時，美國醫師委員會主席尼爾．伯納德博士（Neal Barnard）曾總結說：「僅僅在20年前，吃牛排還是一個令人羨慕的富裕的標誌。但現在，人們連吃牛羊肉都會感到內疚不安，因為他們知道這於身體無益！」

然而，習慣勢力是如此巨大，更夾雜著商業集團的切身利益，因此，尼爾．伯納德博士無奈地說：「也許還需要幾十年的時間，美國公眾才會接受無肉飲食。」

再如，常年生活在上海的英籍人士羅．弗倫奇寫了《富態：腰圍改變中國》一書，他引用一組專業資料：一九八五年，中國都市男性平均腰圍是63公分，現在已接近76公分。故說肥胖正在侵襲中國，毫不爲過！

6.福兮禍所伏：都是膏粱厚味惹的禍

《黃帝內經》中已經強調：「膏粱厚味，足生大丁。」古代達官貴人，有錢人家「朱門酒肉臭」，同樣也帶來了諸多的健康障礙及折壽因素，包括糖尿病（足生大丁，描述的就是糖尿病等的症狀）、半老而衰等。今天的問題，有過之無不及，只能用極其嚴重來表達！

一個不爭的事實，伴隨著社會的進步，餐飲的快速豐盛，人們腰圍的急劇增長，體重的「步步高升」，健康障礙及折壽因素接踵而至，正腰斬著小康人群的康壽。

例如，前面提到的美國人的健康困境，集中在50歲左右的人群，相反，70歲以上的美國人健康狀態還算是全球領先，情況挺好的。何也？70歲以上是曾經生活在二戰前或戰時的，早年條件一般，也許因此還養成了相對自我有所節制的生活方式。50歲左右及其更年輕的，則正好是美國戰後50年代末、60年代及更後面時間出生的，自那以後，美國經濟一派繁榮，生活快速富裕化，紙醉金迷，「福兮禍所伏」！無需節制，隨意揮霍後，招致的可能就是健康危機！

其實，研究已經確認：今天危害健康的主要疾病，或者說康壽的主要敵人之一，是由膳食結構不當，膏粱厚味太過引起的代謝障礙。其實，從常見的冠心病、高血壓、癌症、糖尿病，到中風、代謝綜合症等都有代謝障礙因素存在！

而前面4種疾病有3個80%值得高度警惕：它們構成了包括多數先進國家及快速發展中國家臨床慢性病疾病排行的80%；在這些國度，死於這些慢性病的人數佔據了總死亡率的80%以上；防治這些疾病所耗費的資金，則可能超過這些國家社會醫療總開支的80%！還有，它們帶來的間接損失，更是不可估量！

而這些常見慢性疾病發病過程中，一般認爲：飲食因素「貢獻」最大，至少應該「承擔」35%～60%的「責任」。例如，癌症發病過程中，一般不良飲食因素或可擔當35%～40%的「職責」；而糖尿病則最高（特別是2型糖尿病），飲食不當也許應「承擔」50%～60%的「責任」。

這些疾病背後，還有一個中間環節在起作用，那就是「超重」或「肥胖」！冠心病、高血壓、糖尿病與肥胖的關係，可以說已是婦孺皆知了！癌症，特別是近年來在中國大中都市快速飆升的那些富營養化帶來的「富癌」（如腸癌、胰臟癌、卵巢癌、乳癌、前列腺癌、肺癌、肝癌等）也與肥胖有著密不可分的聯繫，可以說與肥胖（代謝障礙）是一根藤上的「惡果」！鑒於此，國際抗癌聯盟二〇一〇年在倫敦宣佈：肥胖與酗酒是導致都市癌症的元兇（都市多爲富癌）！該聯盟的前主席大衛・黑爾則說：「我無法告訴你經常食用哪些食品可能導致癌症，但有一點是確定的，飲食過量會導致肥胖，而肥胖是導致癌症的原因之一。」

美國人的肥胖，的的確確是世界第一，約占總人群的三分之二。

今天的超重，就是明天的肥胖！按照目前在兒童中展現出的增長速率，也許，十年多一點的時間，特別是大都市民眾也將成為肥胖大國了！

未富先「福（發福）」，那可是民族的嚴重健康災難啊！

三、何以吃得好，反成災難？

社會進步帶來的，不都是美味佳餚！

——筆者題記

1.吃出病來的三大緣由

爲什麼吃好了會演變成災難？只有明確了大致機制後，「管好嘴」才會從專家的「口號」變成民眾的積極的主動行爲。

應該說：吃得太好、太多，會演變成災難，有諸多因素促成。其中，至少有三大因素值得考慮。

一：主要因素是從進化論的角度看，超越了身體原本的消化等能力，而相關功能的進化，一時間暫時又沒法跟上。比如說：非遊牧民族長期以來的消化功能雖說是雜食的，但卻以接受蔬菜穀物類草食爲主，兼及肉類的。而且，「車體」（身體）雖然較龐大，但「載重量」有限（消化能力有限），故只能以載「拋貨／輕貨」爲主（纖維素爲主）；現在，既要它嚴重超載（多吃），又要它載「重貨」（大量肉食類的），壓得它氣喘吁吁（消化道不堪重負）！久而久之，自然「跑」不遠了，脾胃一虛（消化功能一差），整個身體提前「報廢」！

二：是這些「重貨」（大量肉食類的），其分解產物中含有不少毒素。不管是動物來源的蛋白質，還是動物脂肪，儘管其中一部分是人類生存所必需的，但其代謝產物中還是夾帶著一些人類無法徹底分解並利用或排出的毒素。再加上人類貪吃的本性，「食不厭精，膾不厭細」，烹飪、油炸等的加工方式，增加了美味，也增多或增強了毒素。這些毒物，久積在體內，滯而不去，終成禍根！

三：是「進出口」不平衡，庫存越來越多！人體是一個精緻的系統，自我有著很好的調控能力。這調控涉及多方面，其中，就像「進出口」一樣，攝入與消耗的動態平衡，則是關鍵之一！當然，動態平衡講的是不同年齡段有所不同，不同狀態有所不同：青年期，發育爲主，「進口」（吃得）稍多，有利於累積「資本」，幫助長長身體；中年期，講究平衡，否則失衡後會出問題；老年，控制「進口」，以免負擔太重，不堪重負！體力消耗大的，「出口」（消耗）多了，適度加強「進口」（吃）。

然而，今天的人們，「進口」不減反增，「出口」大減（體力消耗大大減少）。幾十年前，70%從事的是重體力工作，我們年輕時每天做到汗流浹背的，到了都市，剛剛開始時，吃的還是限量的。因此，體態各個苗條（清瘦）。如今，有誰還會天天汗流浹背，或者大量消耗（除非興致來了，到健身房活動一番，而這也是鳳毛麟角）體能的！故脂肪堆起來了，血管中脂類阻塞了，全身管道不通了，各個臟器功能「鏽」住了！功能障礙或臟器病變就隨之到來了！

2.深層次根源：變化太快、進化不及、適應不良

人類在長期的進化過程中，依賴食物爲生。人體結構決定了人能夠吃什麼；而長期吃什麼的慢性適應過程中，久而久之，又導致了生理結構上的某種變化，造成了某

種適應性。因此，這是個進化與機體相互適應的非常漫長的磨合過程。

近百年來，很多疾病的急劇變遷引起了人們的思考。例如，爲什麼某些癌症會在先進國家、先進地區快速上升，爲什麼冠心病、高血壓、糖尿病似乎也是伴隨著社會的進步而在迅速增多中？歐洲醫師特洛維爾和伯基特長時間在東非工作，他們敏銳地觀察到近些年在非洲人群逐步都市化並追隨一些歐洲特色生活方式後，當地癌症以及其他「西方」現代疾病的發生率出現了顯著的變化。他們把這種很難解釋的困境，稱爲「進步的代價」。這種社會進步的「懲罰」，反映出了快速變化的社會及環境因素對那些因爲長期生存已經適應了原先的生活方式（特別是飲食習慣和身體活動方式）的群體所造成的、由於對截然不同的新的生活方式嚴重的適應不良，故表現出一系列健康上的嚴重問題。

持上述觀點的學者認爲可以借助進化生物學來說明，諸如肥胖、癌症、糖尿病、冠心病、骨和關節退化性病變、妊娠綜合症、近視和許多老齡健康障礙等快速增多的現象。他們認爲許多健康問題的產生，不僅僅要追究最近的或直接的原因（諸如冠心病系脂類代謝偏差、癌症與基因的關係等），而且還要考慮人類的遺傳屬性及其與近期快速習得的新的飲食和生活方式之間是否相互適應的問題。

或者，直截了當地說：原先某地區人們適應於慢節奏的生活，飲食則是粗茶淡飯爲主；短期內一下子徹底改變了，生活快節奏，餐餐肉食爲主，機體則沒法適應，從而出現了許多適應不良的健康問題！

我們對這一觀念持贊同態度。它的確道出了今天一些現代生活方式病的本質緣由：生活方式變遷太快、太大，進化短期內跟不上，導致嚴重的適應不良！

3.比較動物學的發現

我們可以從人類與相應動物的比較動物學研究結果中瞭解現代人類究竟應該怎麼吃，才算是合理的。某大醫院臨床營養科主任醫師于康教授曾經做過這方面的比較研究，很有意義。我們不妨來借來看看。

動物牙齒的差異：門齒用來咀嚼植物，臼齒用來咀嚼穀物，犬齒用來撕咬肉類。牙齒的特點比較研究證實：人是雜食性的。

動物腸道的長短差異：食草動物和食肉動物的腸道長短是不一樣的。兔子身長爲○．四公尺，腸道長八公尺，腸道是身長的20倍；山羊的腸道爲身長的22倍。可見，食草動物腸道普遍比較長。

食肉動物中，老虎身長爲一．三公尺，腸道只有五．四公尺，腸道與身長的比例爲四．一；狼的腸道與身長的比例爲三．五。食肉動物腸道普遍比較短。

人的腸道，十二指腸〇・二～〇・二五公尺，小腸長度六～八公尺，大腸長度則爲一・五公尺，整個腸道長度爲身高的四～六倍。從腸道的長度看，人類更接近於食肉動物。

食草動物的食物中，植物類的營養成分相對較低，而纖維素含量很高，消化纖維素是需要特殊消化脢酶的。因此，食草動物爲了更好地從植物中獲取充分能量，長期進化的結果就是消化道不斷地延伸，變得長一些。

食肉動物吃的肉類食物營養豐富，且容易腐爛。所以，食肉動物的腸道很光滑，形狀像管道，短而內壁光滑，沒有凹凸不平之處，不存在一些皺褶，以利於食物順利快速通過。肉是食物鏈中最高端的產物，食物營養高度濃縮且充足，不需要很長的腸道去慢慢消化吸收。故長期進化，導致了食肉動物的腸道短直且光滑，利於食物迅速通過的同時，把因肉類腐爛產生的毒素儘快排出體外。

食草動物的腸道內壁常凹凸不平，佈滿了小的突起和許多皺褶，就像崎嶇的山間小道一樣，以便增加腸道內壁與植物性食物的接觸面，並讓食物在緩慢通過的同時，得以被最大限度地吸收。

人類胃腸道的結構特性更接近於食草動物。胃壁內表面有大量皺褶，能增加消化、吸收的面積；小腸內壁表面有豐富的環形皺襞，皺襞上還有許多絨毛結構，大大增加了與食物接觸的表面積，促使食物在胃腸道中停留的時間相對較長，以利於消化更充分。

食肉動物胃內的酸度比食草動物強20倍。人類的胃酸度與食草動物相似。

食肉動物的唾液是酸性的；食草動物的唾液則是鹼性的，這有助於植物性食物的輔助消化。人類的唾液是弱酸性或鹼性的，更接近於食草動物。

食肉動物無需利用膳食纖維來促進腸道運動。食草動物則需要膳食纖維來幫助食物在那又長又凹凸不平的腸道中移動，以免腸道被發酵的食物堵塞。因此，人類和食草動物一樣，都需要充分的膳食纖維。

膽固醇對食肉動物的消化系統來說完全不成問題，貓科動物可以隨意進食高膽固醇的食物，不會影響其健康。人類則不行，人類無需從飲食中補充膽固醇，因爲其自身就能產生。

食肉動物都有可以用於抓捕的利爪和尖牙，這是牠們的生存武器；但牠們沒有平坦的、用於咀嚼的臼齒。食草動物一般沒有可以捕抓的爪子或尖牙，但具有可用於咀嚼的平坦臼齒。人類則兩者兼備，但是更偏重於食草動物。

4.人類的特點：適宜於雜食

綜合上述各方面特點，可以得出一個結論——人體生理及腸道結構的長期進化過程及結果提示人們：人類是雜食動物，且似乎更偏於草食爲多。因此，應該以植物類食物爲主，兼顧動物類食物。光吃某一類食物，或者過多地攝取肉類，都不符合人的生理構造（以上內容，部分參考了於康教授的《吃好每天三頓飯》一書，特此致謝！）

很顯然，上述結論是與現在主流性的飲食養生觀念高度吻合的。人類應該雜食爲宜，同時控制肉類食物的攝入，這是健康防病的膳食結構，也是生物機體最適宜接受的食譜。

觀察可知，遊牧民族和肉食爲主的民眾，平均期望壽命還是稍短！一個明顯的例證就是因紐特人（曾稱爲愛斯基摩人，原本是「吃生肉的人」意思）。他們以肉食爲主，儘管魚類是他們的主食（魚類，遠較畜肉來得健康），但他們的平均期望壽命很短，最短的記載只有平均29歲。在加拿大北部的因紐特人，比同一地區其他雜食爲主的民眾要短命14～15歲！

5. 肉食過度，多環節致病

已有比較人類學研究揭示：肉食爲主的民眾，遠比素食爲主、適度吃葷的民眾來的短命！而且，健康存活時間可以相差30％上下。這裡面的因素諸多，至少有以下一些值得重視。

(1)前面提到的，動物脂肪、蛋白質多吃，易引起多種功能障礙，諸如脂肪堆集，血管內脂類阻塞，誘使各個臟器功能「鏽住」了，表現出從心、肺，到肝、腎，到大腦等的重要臟器失能。

(2)動物飼養中爲了增肥、防病，往往添加了或運用了許多化工產品，如生長激素（荷爾蒙）、開胃藥、抗生素、麻醉劑、安定劑，甚至避孕藥等。儲存中爲避免變質，也添加了不少化工產品！這些，伴隨著肉類的過多攝入，體內會明顯累積增多，最終成爲嚴重疾病的誘發因素。

(3)烹飪中，爲了追求味佳，往往以燒烤爲主，現在人們酷愛吃燒烤煎炸類食品，還有一些醃製品，其中就有不少含有致癌物質。如烤肉在高溫下加工，被分解的脂肪會產生一些致癌／致病物，如苯並芘等。

(4)肉類中的蛋白質是人體合成一些重要成分的核心組分，例如各種激素。現已明確：乳癌、卵巢癌、前列腺癌的高發，與性激素過量不無關係，而肉食偏多則是主要推手。孩子性早熟，其中一大原因也是肉食過多！

總之，人是進化的產物。在適宜的進化與適應中，人類得以健康地生存。進化是個非常緩慢的過程，適應則強調要遵循規律，違背了進化規律，就會受懲罰！

四、趕快管住嘴，延命少疾病

調神氣，慎酒色，節起居，省思慮，薄滋味者，長生之大端也。

——《華氏中藏經》

1.早逝人群中47%源於飲食失衡

英國著名的《柳葉刀》醫學雜誌（The Lancet）二〇〇四年有一份研究報告，明確提出：二〇〇〇年全球早逝群體中有47%源於飲食失衡。並建議說：如果我們真正建立起以合理膳食爲基礎的健康生活方式，全球人均壽命將在今天的基礎上平均增加9歲。其中，先進國家可以平均增加4歲，而包括中國在內的發展中國家則可增加近

16歲！

除了食物的安全性問題個體掌控能力有限外，吃什麼？吃多少？如何烹飪？怎麼吃法（細嚼慢嚥還是狼吞虎嚥）？每個個體完全是可以自我掌控的！

因此，我們說，飲食營養人們有60％～70％的自我掌握決定權，而這又在很大程度上決定著你我健康的走向。

因此，各位趕快行動起來，管住你的嘴，避免夭折，減少疾病，延年益壽！

2.行動正在進行時

其實，國內外關於這方面的積極行動已經頗有聲勢。例如，前已述及美國第一夫人蜜雪兒·歐巴馬（Michelle Obama）有鑒於美國國家爲肥胖所拖累，借助白宮平台，在全美發起聲勢浩大的全民減肥運動。二〇一〇年初，在美國公共衛生署署長班傑明幫助下，蜜雪兒爲美國人勾畫出減肥藍圖，告訴人們如何充分利用在家、在校以及工作場合進行減肥。歐巴馬總統政府計畫中，也列有六·五億美元投資於針對肥胖與戒菸的健康預防項目。蜜雪兒、歐巴馬總統本人則在白宮開闢了一片菜園。她強調說，要解決美國人的肥胖問題不能單靠政府，每個人都要積極參與其中。

與此同時，美國半數以上的州議會則正在激辯一四〇多項抑制肥胖的法案；美國國會也在考慮對「垃圾食品」徵收「肥胖稅」。美國康乃狄克州議會則於幾年前通過禁令，嚴格禁止食品業向中小學生出售高熱量飲料和垃圾食品。這是迄今美國爲遏制兒童肥胖採取的最嚴厲的舉措。

其他一些「先胖起來的國家」也已開始行動。據報導：日本是第一個爲肥胖進行立法的國家。二〇〇八年，日本政府以立法形式約束國民的腰圍，減輕民眾超重現象。該法律條文要求年齡在40～74歲的男女腰圍分別不得超過90公分和85公分。腰圍超標者，須在3個月內自行努力減肥。若減肥失敗，需接受半官方舉辦的飲食控制教育課程；過了6個月，仍然超重者，則需要接受再教育或自動離職。因爲，日本國意識到：肥胖的直接影響不僅僅是個人沉重的醫療負擔，也是社會沉重的醫療保健投入，而間接負面影響則是肥胖引起的退休前增加的死亡率、殘疾，以及由此帶來的生產力下降、綜合國力受影響等的打擊。

當然，肥胖干預是一項系統工程，需要社會多方參與，特別是當事人本身的積極態度及持之以恆的努力。

3.飲食盲點，健康的大敵

然而民眾在飲食營養問題上，存在著很多認識上的盲點，例如，人是鐵飯是鋼，吃得越多越好。營養也是愈多愈好嗎？補益也是愈多愈好嗎？人們缺蛋白質，蛋白質等於營養，等於動物性食物嗎？動物性食物才有營養嗎？——所有這些，皆非也！

事實上，過猶不及！特別是時代不同了，今天已遠非昔日所能比！過去，是食物的絕對供應不足，多數人吃不飽，而且動物性食物更是罕見，蛋白質尤其缺乏！

因此，我們提出：解決今天健康問題的捷徑之一，並不在醫療，而在於餐桌！管住嘴，寓醫於食，這既是東方的傳統，也是避免許多疾病（包括癌症）最簡單的方法。粗茶淡飯，三餐七分飽，不要吃太好，更是避免沉重家庭及社會經濟負擔的妙招。

我們需要儘快調整膳食結構，從過去的「吃飽求生存」到現在的「吃好保健康」，因爲時代不同了！病從口入，先從「口」防——健康合理的飲食，改變膳食結構失衡，避免富營養化，結論是必須馬上行動！

其中，關鍵的一環是從改變錯誤的認識做起！意識到過去很多關於飲食營養的不刊之論，今天完全過時了，成了迂腐的陳詞濫調和害人不淺的錯誤了！

半個世紀前，曾經獲得諾貝爾醫學獎的法國人類問題研究基金會主席卡雷爾曾經說：「只有今天的醫生變成明天的營養學家，今天的營養學家才會變成明天的醫生。」看來，卡雷爾太有遠見了！

五、居民膳食寶塔，要打個折扣

鞋子合不合腳，只有本人試過了才知道。

——民間諺語

從現代營養學的觀點，我們每天需要五大類食物，包括穀薯類及雜豆類，蔬菜和水果類，畜禽肉、魚蝦類和蛋類，乳類及乳製品，大豆類及堅果，以及少量的油和鹽。

而且，每類食物在人們一天飲食中所占的量，應有合適的比例。

穀類和薯類含有豐富的澱粉，一定量的蛋白質、維生素和礦物質，是人們獲得能量的最主要的、最經濟的來源，在人們一天膳食中的比例最多，人們每天需要二五〇〜四〇〇克。

蔬菜和水果類可以給人們提供豐富的天然維生素、礦物質和膳食纖維。另外，人們從蔬菜和水果裡還可以獲得一些非營養素成分，如類黃酮、各種有機酸、類胡蘿蔔素、多酚類和硫化物等，每天每人需要蔬菜三〇〇〜五〇〇克、水果二〇〇〜四〇〇克。

畜禽肉、魚蝦類和蛋類主要給人們提供豐富的蛋白質，是人們獲得優質蛋白質的良好來源。另外，還可以從這些食物裡攝入充足的脂肪和部分的礦物質和維生素，特別是鐵和磷，某些維生素B等。每人每天需要一二五～一五○克的動物性食物。

乳類及乳製品營養豐富，各種營養素含量齊全，人們每天大約需要三○○克。

豆類及豆製品和堅果類含有豐富的優質蛋白質，也含有一定量的脂類和碳水化合物，是非常適合於中國人的健康食品，每人每天可以補充30～50克。

油脂類主要含有脂肪，另外還含有天然的維生素E，每天需要25～30克，鹽的攝入量每天不宜超過6克。

由此可見，不同的食物裡含有人們所需要的不同的營養素，只有合理搭配，攝入不同的食物，做到平衡膳食，才能滿足人們的需要，也才能預防由於營養不均衡導致的營養不良和營養過剩的發生。

所以說，良好的膳食是人們守住健康、對抗疾病、爭取盡享天年的有力武器。

眾所周知，營養過剩與營養不良同時存在，且後者正在逐步減少，前者正在快速增多中！要制定一份發展不平衡，卻又想適用的標準，本身就是勉爲其難之事，甚至可以說根本不可能！真正開始關心營養問題的，主要是都市裡膳食結構不合理、營養偏於過剩的中老年人。因此，飲食指南應該更多地考慮他們的特點——他們的「腳」

是多少碼的？適合於穿什麼樣的「鞋」？

很顯然，從這個標準來看，上面指南提供的總量明顯過了，過得多了！

我們測算了一下：此指南設置了上下限——一天食物的總量在一八三〇～一二三〇克，也許個子大的用上限，女性及小個子的用下限！按照本人情況（一七〇公分身高、體重72公斤者），應該用居中的推薦量，就在一五〇〇克上下。但是，即便一二三〇克的下限，筆者都無法受用，實在太多，粗匡一下，筆者一天只能消費九〇〇克稍多點。吃到一二〇〇克，3週就多了近2公斤體重，可以嗎？筆者的飯量一直算是中等的，應該說是有代表性的。因此，按照筆者穿過的「鞋」，應該是上述方案的七折（下限），乃至對折（上限）。低於每天九〇〇克，體重有可能稍微減一點，達到一二〇〇克，體重則會明顯增加！

筆者主持過藥物研究，得知世界有個不成文的慣例：所有藥廠都會將自己藥物的使用量增加約20%。目的有兩個，一是確保有效，二是順便提高銷量（20%對銷量來說，不算是個小數字了）。

終於，有一天有結論了。筆者經常做健康節目，與營養學家接觸也不少。有個營養學前輩，本研究主持者之一，與筆者一同多次做節目，筆者空閒時順便請教了這一疑惑，頓時冰釋。前輩告訴筆者兩件事：《居民膳食寶塔》參照了美國的相關資料。

在計算出常人需要量後，有意識增加了20%，爲的是更加保險，寧多勿少！顯然，筆者的猜測是有道理的。

筆者當時就談了兩點看法：美國的資料本身就有問題！美國人夠肥胖了，不敢說是指南出的問題，至少，他們的指南沒有幫助解決這一問題！而且，歐美人種與亞洲人種不同！爲了保險，寧多勿少，在饑荒時代也許是對的，爲了控制體重，很可能結果是南轅北轍了！

因此，提醒各位，參照《居民膳食寶塔》安排具體膳食結構時，至少打上七折是必須的！

然而，我們不糾結於具體食物量時，就《居民膳食寶塔》提供的合理膳食原則而言，卻是基本值得推崇的，這些原則主要展現如下。

合理膳食原則1：粗茶淡飯才是寶

《黃帝內經》中就提出：「五穀爲養，五果爲助，五畜爲益，五菜爲充，氣味合而服之，以補益精氣。」這就是全面膳食原則。它要求日常飲食儘量注意做到多樣化；食物來源宜廣而雜；要講究葷素食、主副食、正餐和零食，以及食與飲的合理搭配和平衡。其中，展現出粗茶淡飯才是寶的精神。自然界，食的種類繁雜而多樣，所含營養成分各不相同，只有來源廣而雜（全面膳食），合理搭配，才能得到各種所需營養，滿足生命活動的需求。

研究證實：人體不可缺少的營養素有40多種，各種天然食品中（除母乳外），沒有一種食物能夠完全滿足個體所需全部營養。只有食譜雜而廣，才能確保攝取比較全面的營養素。而食物越雜，種類越多，互補作用就會越強和越好。

尤其以穀類爲主。穀類食物是傳統膳食的主體。國人消化功能長期進化與適應的結果，便是對穀類的最爲適宜。提出以穀類爲主，既提醒人們保持良好的膳食傳統，也避免了先進國家以高能量食物爲主的膳食弊端。與此同時，要注意粗細搭配，經常吃一些粗糧、雜糧等，粗細比例以4：6或3：7爲宜。

稻米、小麥都不要太精，否則穀麥粒表層所含的維生素、礦物質等營養素和膳食纖維大部分流失到糠麩中，成了「買櫝還珠」式的蠢事。

科學研究證實：多吃粗糧、雜糧和粗纖維類食物，能夠減少心臟病、糖尿病、癌症（腸癌、卵巢癌、乳癌）等慢性病的發生。還有多項研究證明：這種膳食結構能顯著減輕體重；全穀類食物（即粗糧、糙米、全麥等）的血糖上升幅度相對較小；豆類幾乎不引起明顯的血糖上升；蔬菜和大部分水果也是較少升高血糖的食品。且各種天然的植物性食物幾乎都有利於腫瘤的預防。因此，這些食品在膳食中的比例越大，則癌症的風險就越低。

穀物粗細搭配怎樣才合理。現在流行一句話：不吃「三白」！即不吃白米、白麵、白糖，即太精製的食品。這些食品中所含的營養成分已大打折扣！宜改食未經精製過的穀類食物或粗糧，如大麥、小麥、燕麥、糙米、玉米、高粱、薏仁、小米等。雖然此類食物口感一般，且不易消化，但營養價值高，是B群維生素的主要來源，也富含鉀、鎂、鈣、磷等礦物質和脂肪、蛋白質、膳食纖維等營養素。如果覺得粗糧口感不好，可以採用粗細糧搭配的方法，提高食物利用率。如現在市售的各種雜糧粥和雜糧米，往往裡面含有白米和雜糧，是很好的食物搭配，可適當選用。一句話：越是粗糙難入口，越是對健康有幫助。

粗糧雖好，善於吃「粗」時還是有原則的。

吃的頻率以一天一次爲宜，定期吃點小米麵、紅薯等。尤其是有「三高」、便祕等症狀的中年人，或長期久坐辦公室接觸電腦較多和應酬較多人群，可適當多吃些粗糧，如一天兩次。

每天粗糧的攝入量以30～60克爲宜，但也可根據個人情況加減。

粗細要搭配。粗糧因爲加工程序較少，往往不易消化。可以採用粗細糧混搭的食用方式，如飲食搭配以4份粗糧、6份細糧，就很適宜。

粗糧宜做粥飯。粗糧普遍口感不好，吸收較差。此可透過把粗糧細作，或熬粥等來解決。不論哪種粗糧，都以蒸、煮、少油、少鹽的烹飪方法爲佳。如小米、燕麥、薏仁等，煮粥喝，既營養，又養胃。

有一些人不適合吃粗糧。如胃腸功能較差的老人及消化功能不健全的兒童，以及胃腸潰瘍、急性胃腸炎、慢性胰臟疾病、慢性胃腸炎患者等宜少吃粗糧，以免造成消化不良；或者粗糧細作，增強其易吸收性。

粗糧中含有大量纖維素，長期大量進食粗糧類高纖維食物，會影響對食物中蛋白質、無機鹽和某些微量元素的吸收，使蛋白質等的補充受阻，因此，不主張單純吃粗糧或過度食用粗糧。

合理膳食原則2：多食果蔬薯類好

比較解剖學、野生動物不同飲食的比較研究等均表明：早期人類飲食主要是新鮮水果，儘管進化了幾百萬年，多數人體及其消化器官仍沒有本質的變化。因此，水果還是最適合於人類的食物。一九九七年英國科學家研究指出：減少肉食而多吃蔬菜和水果，癌症發病率可降低40％。世界癌症研究基金會先後兩次修訂的《癌症飲食指南》中，都把水果看作是防癌之寶，強調水果和蔬菜是「保護性食物」，能預防各種癌症及諸多今天常見的慢性病；高脂肪食物卻和癌症及冠心病等關係密切。**例如，研究明確認為，綠葉和黃葉蔬菜能預防胃癌，大蒜預防直腸癌，洋蔥也能預防胃癌，等等。**

果蔬，天然的長壽藥。其實，早在《本草綱目》中就指出：「五菜充，所以輔佐穀氣，疏通壅滯也。」蔬菜水果中富含的植物化學物，如類胡蘿蔔素、硫代葡萄糖苷、吲哚、香豆素、類黃酮、植物雌激素等，具有很好的營養及「排毒」功效，故被稱爲是身體最好的「清潔劑」！蔬菜水果還被譽爲「天然的長壽藥」。

世界衛生組織推薦的天然抗氧化劑——維生素C、維生素E和β胡蘿蔔素，被西方醫學界稱爲「健康金三角」，在蔬菜水果中含量豐富，是體內很好的還原劑，能抗氧化，延緩衰老，防範人體因爲代謝廢物而滋生各種疾病。而且，研究顯示：來源於果蔬的天然抗氧化劑，雖然微量，但遠較人工合成的安全、有效！且各種有顏色的果蔬中，天然抗氧化劑含量及成分不一，顏色越深越豐富！

常吃薯類好處多。薯類，又稱根莖類作物，包括甘薯、馬鈴薯、山藥、芋類等。這類作物的地下塊根和塊莖，一般含有豐富的澱粉、膳食纖維，以及多種維生素和礦物質等。近年來，人們吃薯類漸漸減少，其實，薯類是好東西，應鼓勵多吃些。薯類保健功效也比較雜，對保護心血管健康，增強抗病能力，降低血糖，以及預防某些癌症等方面有十分重要的作用。例如，芋頭既是一味消腫塊的傳統藥物（古方中就有芋芀丸，功效「消痰軟堅」，也就是消除身上腫塊），又不含龍葵素，易於消化而不會引起中毒，是一種很好的鹼性食物。甘薯（地瓜）、馬鈴薯、山藥等也都各自有著很好的保健功效！

合理膳食原則3：豆類養生不可少

豆類是傳統食物和重要的保健食品，被譽爲是「植物肉」。它含豐富的優質蛋白質、不飽和脂肪酸、鈣及維生素B1和煙酸等；而蛋白質含量比某些動物性食物還要高，且多爲優質蛋白質；並含有的「大豆異黃酮」，可雙向調節性激素水準，減輕更年期綜合症反應；有一定的補鈣功效；含有豐富的碳水化合物和脂類，含豆固醇，可以減少膽固醇的吸收，等等，是非常適合國民的健康食品。有大樣本的對照研究證實：長期食用一定量的大豆食物，對成年男女都有廣泛的保健功效！

在美國的第一、第二代東亞裔的移民女性中，乳癌等的發病率明顯低於歐美裔女性；東亞裔男性的前列腺癌也大幅度低於歐美裔的男性，一個重要原因就是亞裔人原本喜歡吃豆製品；而第三、第四代移民後裔就不見得保留這一傳統習慣了，所以他們的上述疾病發病情況與當地人趨同了。故豆製品被譽爲是健康保護神，尤其是對女性！而且，這正在成爲人們的共識，在美國，大豆被宣佈是「已確定功能的營養食品」！

研究顯示：大豆中起碼有5種抗癌物質，特別是異黃酮，可防治直腸癌、結腸癌。所以有人提出：「寧可一日無肉，不可一日無豆。」

關於乳類，我們將在下文專門討論！

合理膳食原則4：白肉比紅肉好

《居民膳食寶塔》宣導：經常吃適量魚、禽、蛋、瘦肉，少吃肥肉和葷油！這是對的，但有話需要補充。

動物來源的肉類是重要的營養成分，但今天的人類又不宜多吃，而且要學會選擇。怎麼選擇？營養學有一個簡單又形象的比喻：白肉比紅肉好！或者說：兩條腿的比四條腿的好，沒有腿的比兩條腿的好！

所謂紅肉，簡單說就是顏色很深的肉，如牛肉、羊肉等；顏色深，往往證實所含卡路里高（提供熱量足，中醫則認爲是「熱性」的）。白肉，就是顏色不很深的肉，如家禽肉、魚等，往往卡路里不高，優質蛋白質含量卻高！四條腿的，多爲畜肉，多爲紅肉；兩條腿的，多爲禽肉，多爲白肉；沒有腿的，則是魚類，都屬於白肉！

這一形象說明很能反映問題：以前，人們總體熱量不足，故紅肉很好；今天，卡路里（熱量）對多數人來說，已經成爲負擔。補充肉類，主要是希望獲得優質蛋白質中富含的必需胺基酸等。魚、禽、蛋等所含的胺基酸組成更適合人體需要，且賴氨酸含量較高，有利於補充植物性蛋白質中賴氨酸的不足；同時，卡路里不很高，非常適合於都市人群。當然，少吃點豬瘦肉也是可行的！

値得注意的是：肥肉和葷油爲高能量和高脂肪食物，攝入過多往往引起肥胖，並且是誘發諸多慢性病的危險因素，必須少吃。

合理膳食原則5：總量控制更重要

不管是肉類，還是碳水化合物，只要是提供能量或營養成分的，都有個總量控制問題，絕不是多多益善的。

總量控制沒有統一標準，因人、因年齡、因工作性質（性質不同，能量消耗不一）而不同。也可以說有個標準：能保持適宜體重及充沛活力前提下，攝入量恰到好處最好，或者最好還能適當減少些攝入量！

原因很簡單：食物爲人體提供能量，體力活動消耗能量，而蛋白質、脂肪、碳水化合物在體內可以相互轉化。如果進食量過多，而活動量（消耗）不足，多餘的能量就會在體內以脂肪形式保存，即增加體重。久而久之，一定引起發胖。反之，若含量不足，工作或運動量（消耗）過大，則可由能量不足引起疲乏，活力下降，並可表現爲體重下跌，人消瘦！故需要保持攝入量與消耗量之間的平衡。

由於今天多數人已經解決溫飽，健康問題主要都是肥胖所致；而且已經肥胖了，再要控制體重常常很困難，因此，未雨綢繆，提前控制飲食總量就變得很重要了。

根據我們的研究，可以參照一個原則，按照年齡段來控制飲食總量。25歲以前，只要體重在正常範圍，可以適當放寬點，可按一般標準的90％計算自己的攝入總量。因爲這時候，你處於發育長身體階段，整個生理功能偏於旺盛，且以合成爲主，但仍不可過量，一旦肥胖，你將終生受其害！

如體重已在上限，就需及時控制飲食，加強活動的同時，必須減少攝入總量！如已經屬於肥胖，那更不用說，馬上節制飲食，特別是嚴格控制高卡路里食物和紅肉等的攝入。

25歲到40歲左右，雖然這時候承擔了社會重任，但你的消耗已經明顯減少，代謝上「合成」與「分解」處於平衡狀態，這時候，建議你八分飽足夠了！按《居民膳食寶塔》標準，打個七折，也許正好！這時候，是人的「入秋」時令（指生理上開始出現轉捩點了），多種慢性病開始醞釀了。千萬別以爲自己感覺很好，沒有問題，可以放開肚子隨便吃！很可能到50歲前後，一大堆問題就會找上門來了！美國人的健康問題集中在50歲，其實就發源於這一年齡段。

40歲以上，需努力控制飲食，以保持體重正常。這時候，往往生理性的，很多人開始長肥肉，明顯開始發胖！若再不注意，很可能晚了！這時候，吃個七分飽，按照《居民膳食寶塔》打個五、六折，也許是聰明的！

60歲以上，每餐吃個半飽足夠了！按照《居民膳食寶塔》的下限，打個對折，足矣！而且，這時候，晚餐更要注意，少吃爲妙！因爲消化功能爲你服務了一輩子，疲憊了，怠工了，往往晚餐稍微吃多點，就會腹脹得厲害，很難受。意味著它（消化功能）提「抗議」了，「罷工」了！你更要留意些，少吃點，吃完散散步，幫助消化，以免如同《黃帝內經》所云：「胃不和則臥不安」，影響睡眠。

合理膳食原則6：減少應酬限酒量

二〇〇三年，我們曾對求診的癌症患者做過一個調查，發現多應酬是誘發癌症的重要因素之一。經驗與觀察使我們注意到多應酬無助於健康。少應酬、少飲酒，才更有助於健康。不管怎麼說，人們一坐上酒桌，飲食攝入總量肯定比平時多，因爲吃一餐飯，至少要坐上2小時。而且，酒桌上的菜肴不僅精美、高脂肪、高蛋白質、多油膩，且重味（多調料）！再加上多少要飲點酒，胃、腸、肝、胰諸臟常不堪忍受。經常為之，自然有損健康，消化道癌症及糖尿病、冠心病等的高發也就是水到渠成之事了。因此，我們宣導：少應酬、少飲酒，會更健康！

慢性病（特別是癌症康復期）患者及超重和肥胖者，尤其要注重這一點，恪守不應酬或少應酬原則，以免疾病因「口腹之欲」而復發，或體重更難控制。

合理膳食原則7：注重烹飪少調料

注重烹飪也很重要，這至少涉及三大環節。

(1) 清淡少鹽。清淡膳食有利於健康，既別太油膩，別太鹹，也別太重味（用太多的調味品），更不宜過多地食用動物性油脂和油炸、煙燻食物。國人食鹽攝入量過多，超出世界衛生組織建議的二倍以上。這不僅與高血壓發病呈正相關，而且還與部分消化道腫瘤的發病有聯繫。

(2) 食物要清潔衛生、不變質的。選購食物時應選擇外觀好，沒有污染、雜質、變色、變味，並符合衛生標準的食物，嚴把食物原料關。冰箱不是保險箱，許多食物原料不宜久藏，特別是動物類食物，久藏每每易變質，不能再食用。

(3)烹飪也應該注意。原則上，過水（如蒸、煮、燉、熬、焯）的，比過油（炸、烤、爆、汆）的要好；烹飪加熱過程中，低溫的要比高溫的好！過水的通常是低溫的，過油的基本是高溫的。

合理膳食原則8：科學吃法善養胃

中醫學認爲：飲食衛生，既涉及飲食物的問題，更關涉怎麼吃的方式方法。這方面中醫學提出了一些基本原則：

三餐有時，饑飽有度。不可想吃就吃，看菜吃飯，或饑一頓飽一頓的。細嚼慢嚥，不可狼吞虎嚥。講究吃得慢一些，前期咀嚼加工細一點。食物既不可太燙，燙了易傷及食道黏膜，甚至誘發咽喉及食道癌症；也不可長期進食太涼或太寒，否則易傷及脾胃功能，導致中年以後消化功能不良。

中老年以後，講究吃得軟一點、易消化一點，而且晚餐吃得少一點，否則晚餐後往往腹脹難忍。

菜湯菜尾不宜一股氣統統掃蕩入胃。我們發現許多中年婦女之所以患腸癌、乳癌等，有上述惡習者不在少數。她們看似很節儉，其實很不衛生，節省的這些菜湯水，沒有多少錢，但一旦染病卻虧大了。

此外，進餐時要注意衛生條件，包括進餐環境、餐具和供餐者的健康衛生狀況。集體用餐要提倡分餐制，減少疾病傳染和機會。

六、四季飲食微調助養生

食能以時，身必無災。

——《呂氏春秋・盡數》

1.按四季調神，中醫學之精要

《黃帝內經》討論養生，講究根據四季變化來調整，這確實是傳統中醫學養生的一大要義。《黃帝內經》中列有多個重要章節（如《四氣調神大論篇》等）專門討論。我們不敢說這些內容都是確鑿無異議的，但多數是值得重視的。因爲研究已經確定：人一年四季的生理功能存在著變化，有些變化還非常顯著。這是進化與適應的結果。故聰明的養生者應該順應四時，適當做出調整以養生。

例如，該篇大論指出：「春三月，此謂發陳。天地俱生，萬物以榮，夜臥早起，廣步於庭，被發緩形，以使志生；生而勿殺，予而勿奪，賞而勿罰，此春氣之應，養生之道也。」

「夏三月，此爲蕃秀。天地氣交，萬物華實，夜臥早起，無厭於日，使志無怒，使華英成秀，使氣得泄，若所愛在外，此夏氣之應，養長之道也。」

「秋三月，此謂容平。天氣以急，地氣以明，早臥早起，與雞俱興，使志安寧，以緩秋刑，收斂神氣，使秋氣平，無外其志，使肺氣清，此秋氣之應，養收之道也。」

「冬三月，此謂閉藏。水冰地坼，無擾乎陽，早臥晚起，必待日光，使志若伏若匿，若有私意，若已有得，去寒就溫，無泄皮膚，使氣亟奪，此冬氣之應，養藏之道也。」

並指出這一規律是客觀存在的。「唯聖人從之，故身無奇病，萬物不失，生氣不竭。」「道者，聖人行之，愚者佩之。」聰明而得道者（懂規律者／聖人），尊而行之；愚昧者隨心所欲而違背（佩）之。若有違背「逆春氣則少陽不生……逆夏氣則太陽不長……逆秋氣則太陰不收……逆冬氣則少陰不藏」。因爲「四時陰陽者，萬物之根本也。所以聖人春夏養陽，秋冬養陰，以從其根。」

而要依據四季進行養生調理的，首當其衝的就是飲食需要做些微調，以適合不同季節的自然變化特點。

2.春之選食，宜助其升發

春天，可以選擇綠色清淡的蔬菜以及荸薺、雅梨之類的水果。當然，如時在早春，要少吃黃瓜、冬瓜、茄子、綠豆芽等偏寒性食品，多吃些蔥、薑、蒜等溫性助升發食品，以祛散陰寒病邪。還可多吃些雞肉、魚肉、瘦肉、蛋黃、豆漿等，以滿足春季人體功能日趨升騰、活躍的需要。

時至仲春，可適當進食紅棗、山藥之類滋補脾胃之食，少吃過酸或油膩等不易消化之物；多吃一些味甘性平，且富含蛋白質、糖類、維生素和礦物質的食品。這時，正值各種既富含營養又有療疾作用的野菜繁榮茂盛之時，如地瓜葉、馬齒莧、魚腥草、蕨菜、竹筍、香椿等，也可不失時機地選擇進食。

迨至暮春，氣溫日漸升高，應以清淡飲食爲主，除適當進食優質蛋白質類食物及蔬果之外，可適當飲用綠豆湯、紅豆湯、酸梅湯以及綠茶等，以防止體內積熱。不宜進食羊肉、麻辣火鍋以及辣椒、花椒、胡椒等大辛大熱之品，以防熱邪化火，變發瘡癰癤腫等疾病。

3.夏宜「清補」，有清有補

夏季，陽氣外張，氣候炎熱，酷暑難當，是一年中人體代謝最旺盛的季節，也是營養消耗最大的季節。同時，夏季的人普遍睡眠偏少，休息不好，食欲不佳。所以，夏季要注意適當「清補」，包括蛋白質的補充，要常吃些富含優質蛋白質，又易於消化的食品，如蛋類、魚類及含脂肪少的肉類、豆製品等。維生素的補充要特別強調，因爲丟失得多，故夏季維生素的需求量比平時常高一倍，這可透過多吃新鮮蔬菜和水果，如番茄、西瓜、甜瓜、水蜜桃、李子、楊梅等加以彌補，這些都富含維生素。另外還需多吃些富含B群維生素的穀類食物。

夏季汗出較多，鹽分丟失也多，適當補充鹽分非常必要。而且，夏季大量飲水會沖淡胃液，所以做菜可適當多放一些鹽。此外，在調味方面，可用醋、大蒜、生薑、芥末等酸、辛、香作料，以起到殺菌、解毒和增強食欲之功。夏季是炎熱的，但在飲食方面，有時「以熱抗熱」會更好些，比如喝點熱茶，因爲冷飲只能暫時解暑，不能持久解熱、解渴，而喝熱茶可刺激毛細血管普遍舒張，體溫反而會明顯降低。此外，還可用熱毛巾擦身，洗熱水澡，熱水洗腳等，都可避免由「熱」而突然遇「冷」，毛細血管和毛孔收縮造成的更「熱」。

4.秋令，分階段擇食平補

秋季，暑往涼來，人體陽氣開始潛藏，適宜進補，飲食中稍加滋補便能收到祛病延年的功效。只是時段不同，補法不同。

初秋要平補：「秋老虎」頗凶，但要適當減少冷飲以及寒涼食物的攝入。俗話說「秋瓜壞肚」，對各種瓜類宜少食，以防損傷脾胃陽氣。可適當加入扁豆、豇豆、薏仁等健脾利濕之品，煮粥食用，以助脾胃運化。

初秋因爲氣候炎熱和濕盛的原因，再加上胃腸功能經過盛夏的消磨，極易導致各種腸道傳染病的發生，故大量進食各種肉類，會增加脾胃負擔。應選用補而不峻、防燥且不膩的平補之品，如魚、瘦肉、禽蛋、豆類以及山藥、紅棗、茭白筍、南瓜、蓮子、桂圓、黑芝麻、紅棗、核桃等。

俗話說「秋藕最補人」，可將糯米灌入藕眼中蒸熟食用。患有脾胃虛弱、消化不良的患者，可以服食具有健脾補胃作用的蓮子、山藥、扁豆等。

仲秋要潤補：仲秋，人體常反應出「津乾液燥」的徵象，如口鼻咽喉乾燥、皮膚乾裂、大便祕結等。根據「燥者潤之」和「少辛增酸」的原則，一是適當多吃點能夠滋陰潤燥的食物，如芝麻、核桃、蜂蜜、梨、甘蔗、柿子、香蕉、荸薺、橄欖、百合、銀耳、蘿蔔、烏骨雞、鴨蛋、豆漿、乳品等。二是酸甘化陰，宜稍微進食一些帶有酸味的食品，如葡萄、石榴、蘋果、芒果、楊桃、柚子、奇異果、檸檬、山楂等。其中，銀耳含有豐富的碳水化合物、脂肪、蛋白質及磷、鐵、鎂、鈣等，具有滋陰、潤肺、養胃、生津的補益作用，可經常服食，對治療和預防秋燥有較好的效果；百合也有養肺陰、滋肺燥、清心安神之功效，是秋令佳品。另外，應少吃辛辣的食物。

晚秋要滋補：晚秋，氣溫逐漸下降，在加強營養，增加食物熱量的同時，要注意少食性味寒涼的食品，並忌食生冷。可用1～3個核桃肉（連紫衣）與1～3片生薑同嚼服食，以預防秋季多發的咳喘之類呼吸系統疾病。豆製品及新鮮蔬菜、水果均宜多吃，藥食兼優的菱角、板栗也是調理脾胃的佳品，它們均含有碳水化合物、蛋白質及多種維生素，具有補中益氣、開胃止渴、固腎益精等功效。對於有冬季進補打算的人來講，此時是打「底補」的最佳時期。底補可用芡實、紅棗或花生仁加紅糖燉湯服，或用芡實燉牛肉等。

5.冬宜進補，開春打虎

冬天是萬物收藏的季節，中醫認爲此階段陰氣偏盛，陽氣潛伏；而且，冬令正好是一年的轉捩點，「冬主收藏」，若能有所儲備，則有助來年康健。故冬令宜多選補益作用較強的食物。民間諺語云：「冬令進補，開春打虎。」講的就是冬令進補的重要性。

目前，冬令進補更多以調補爲主，而不是一味地強補。需結合人的體質，因人而異。除了善於借補方調整外，在平常飲食上，要注意溫性、禦寒和防燥三原則。溫性，講食物要偏於溫性，既可增加熱能供給，又可幫助儲存能量。可適當增加點蛋白質的含量，中青年人則可選擇一些牛肉、羊肉等。

禦寒，指透過飲食以抵禦寒冷，人怕冷與體內缺乏礦物質有關，要保證豆、肉、蛋、乳的攝入量，以滿足人體對鉀、鈉、鐵等元素的需求。對於特別怕冷的人，可多補充些根塊和根莖類蔬菜，如胡蘿蔔、藕、萵筍、薯類等；老年人可適當吃花生、蝦皮、牡蠣、蛤蜊和柳丁等含鈣較多的食物。

防燥是指透過飲食以防乾燥，冬令時節通常全國各地都比較乾燥，常會因此出現一些健康問題，如皮膚乾燥、口角炎、唇炎和乾咳等，對此可以多補充些富含維生素

B2的動物性食物、蛋、乳和富含維生素C的新鮮蔬菜和水果等。

這些，正是中醫「秋冬養陰」的內涵所在。

七、如何吃出愉悅來

> 食能排邪而安臟腑，悅神爽志，以資血氣！
>
> ——孫思邈《備急千金要方・食治》

1.善借食物調情緒

歷史上，中醫學家就認爲健康合理的飲食不僅僅有營養及祛病延年功效，而且能夠調節心情！因此，唐代名醫孫思邈就說：食能排邪而安臟腑，悅神爽志，以資血氣。善借食物以調節情緒，也是食物療法的重要一環。

多年來的科學研究顯示：的確，某些特定的食品能影響大腦中某些化學物質的產生，從而一定程度改善人們的心情。

2.欲聰明勤奮，多吃魚、蛋、家禽

民間認爲：多吃魚與蛋的孩子聰明，此非虛語。一種叫做酪氨酸的蛋白質組分能夠增加腦中多巴胺、去甲腎上腺素、腎上腺素等的含量，而這些神經遞質有增加腦靈活性及活力的作用。魚、家禽、雞蛋等中這些成分含量比較高。

3.放鬆壓力，多吃碳水化合物

碳水化合物的攝取有助於血液中胰島素的釋放，後者能有效清除血管中色氨酸以外的其他成分，相對增加色氨酸含量。作為神經遞質，它能夠減輕疼痛，降低食欲，增加人體舒服的感覺。

有些食物能有助於你的睡眠。當你覺得非常疲勞想要休息的時候，吃一點全麥麵包、餅乾、通心粉、大米、穀物、水果等就能夠有效緩解疲勞。

4.沮喪時，茶、咖啡或巧克力或許有幫助

中國茶一直是被推薦的飲料，對於調整情緒有好處！研究證實：新茶中（尤其是綠茶）含有較多的咖啡因、活性生物鹼及多種芳香物質，這些物質會興奮人的中樞神經系統，改善沮喪狀態，但易失眠或神經衰弱者又宜慎重。

咖啡因幾年前曾有不少負面評價，但現在有洗清罪名之勢，至少咖啡因可以致癌一說，已經「平反」！如果有憂鬱傾向，不妨服用一點咖啡因，這會對治療憂鬱症有很大幫助，或者至少可以改善沮喪或情緒低落狀態。但不可多喝，有研究顯示：每天喝3杯以上可能反而導致人煩躁、易怒。

吃巧克力也有一定的好處，能夠讓神經安定下來，精神穩定，因爲巧克力中含有讓人安定下來的苯基胺的成分。

5.鮭魚／鮪魚助愉悅

爲了調節心情而吃點鮭魚、鮪魚等，是不錯的選擇。研究證實：鮭魚、鮪魚中富含EPA、DHA等成分。它們具有抗氧化活性，同時對神經細胞膜活性增強有一定的作用，故有助於轉換心情。

然而，聰明的吃法是主張與水及碳水化合物同用，它們之間有合作作用。如午飯吃一點含有豐富蛋白質的上述魚類，再加含有大量碳水化合物的食物，可以得到更多的能量，讓人們的工作更有精力。

燕麥／全麥食品抗焦慮

張仲景有張名方：甘麥紅棗湯，用的是大麥、紅棗、甘草。筆者初見此方時很不以爲然，臨床閱歷豐富後，方知此中大有祕訣。燕麥富含維生素B，而維生素B有助於平衡中樞神經系統，使人安靜下來。麥芽等中也富含維生素B6等，麥片粥還能緩慢釋放能量，所以能平衡情緒，消解焦慮等。長期加大劑量服用，還有助於消解神經質傾向。

全麥麵包也是好東西，其中含有的色氨酸能提高大腦中5羥色胺的水準，使人產生愉悅感。全麥麵包能幫助色氨酸的吸收，在吃富含蛋白質的肉類、乳酪等之前，先吃幾片全麥麵包，可保證色氨酸進入大腦，而不至於被其他胺基酸擠掉。

6.善用蔬果調節情性

不同的蔬菜，常有不同的有效組分，善於運用的話，可以幫助調節情性。例如：

★橙。橙汁含有豐富的葉酸，能夠使神經遞質中的血清素和多巴胺增加，會讓人們的心情輕鬆、悠閒！

★香蕉。香蕉攝取少與鎂的缺乏密切相關。故忙碌而緊張的人，在食譜中應補充富含鎂的食品，例如香蕉。

★葡萄。葡萄是個寶，具有延緩衰老的功效，而且可以使緊張、易怒、憂鬱等不良情緒得以消解或改善。

★**葡萄柚**。葡萄柚不但濃郁芳香，能淨化繁雜思緒，也可以提神醒腦，加強自信心，其所含的維生素C，可增加身體抵抗力，也可以抗高血壓。

★**辣椒**。辣椒含有的辣椒素能刺激口腔神經末梢，使大腦釋放出內啡肽，引起短暫的愉快感。

★**大蒜**。觀察證實，大蒜有抗疲勞作用，常吃大蒜，感覺比較不容易疲倦，不易發怒，而且自信心增強。

★**菠菜**。菠菜含有豐富的鎂，鎂是一種能使人的頭腦和身體放鬆的礦物質，菠菜還富含另一種降壓營養物質——維生素C。

★**蓮藕**。藕能通氣，並能健脾胃，養心安神，亦屬順氣解鬱佳品。

★**蘿蔔**。蘿蔔素來認爲是通氣順氣佳品，對於因爲腹部悶脹引起的心情不佳，有較好效果。蘿蔔最好生吃，有胃病的人可常常飲用蘿蔔湯。

★**山楂**。中醫認爲山楂長於順氣止痛、化食消積，可緩解生氣後造成的胸腹脹滿和疼痛，對於煩惱、憤怒導致的心動過速、心律不齊有一定療效。

★**瓜子**。瓜子富含可平穩情緒的維生素B和鎂，有助於心情平靜。因此，煩惱想發火時，不妨嗑嗑瓜子。此外，對老年男性前列腺也有幫助。

★玫瑰花。泡茶時放入幾朵玫瑰花，可助順氣，舒緩壓力，愉悅性情，也可以單用玫瑰花，沸水泡飲。

★薄荷。薄荷能舒緩神經，補充體力，心情不好時，含著薄荷能讓人全身放鬆，心胸透徹，心情愉悅。

7.注意：需遠離的食品

情緒不佳時，一些食品需要離得遠一點。

★高糖食品：高糖食品有害，派翠克說：「沮喪、疲勞、焦慮和經前綜合症等眾多問題都與糖分有關。」我們的調查證實：都市高發癌症的患者，往往有個嗜好：喜吃高糖食品，需注意遠離。

★酒精：酒精是一種重要的鎮靜劑，但經常借酒精來解憂愁，只會更加憂愁！故民間一直有「借酒消愁愁更愁」之說。

★咖啡：心情不好時，建議離咖啡越遠越好！咖啡因會過分刺激神經系統，令人感到神經過敏，焦慮不安！此時，建議不妨試一試有鎮定作用的茶。

八、牛奶：不是所有的人都合適

喝牛奶的肯定沒有送牛奶的來得健康！

——民間諺語

1.爭訟不已話牛奶

近年來，飲食營養領域也許沒有比牛奶更爭論不休的了！贊成者認爲：牛奶中除含有豐富的優質蛋白質和維生素外，含鈣量較高，且進食後鈣的利用率也高，是天然鈣質的極好來源。故極力主張多吃牛奶，認爲給兒童、青少年補鈣可以提高其骨密度，從而使其發生骨質疏鬆的年齡延後；給老年人補鈣能減緩其骨質丟失的速度，降低骨折的發生率。因此，強調應大力發展乳類的生產和消費，認爲國人排斥牛奶是無知的。還不時有人引用美國人每天平均牛奶攝入量爲參照，得出結論：與美國相比較，國人的水準差遠矣！故呼籲：國人們，趕快向美國看齊，努力喝牛奶吧！

反對者的聲音同樣不弱，而且往往慷慨激昂。一時間，大眾莫衷一是。

2.一杯牛奶，強壯一個民族？

推崇者往往喜歡舉沖繩的例子，沖繩的例子被簡單概括爲「一杯牛奶，強壯一個民族」！我們先來看看實際情況。

確實，日本戰後貧窮，國民身體素質欠佳，實施過類似的計畫，的確一定程度上改善了日本國民的素質。此後，沖繩20世紀70年代被美國佔領軍移交給日本人暫管。當時，沖繩民眾的總體營養狀態也普遍不良。日本政府也許是爲了籠絡人心，也許是其他因素，在沖繩推行了「一人一杯奶」計畫，很快見到實效，自那以後，沖繩出生的民眾體質、身高等都有改善。因此，世界衛生組織一度曾經把沖繩列爲典範。但到了世紀之交，又發現沖繩民眾的現代文明病也隨之明顯攀高，據認爲引進牛奶同時，生活方式西方化了，以西方飲食爲主，肉奶類多吃了，因此現代文明病劇增。這一口號也就偃旗息鼓了。

3.與時俱進，看今天誰需要牛奶？

二〇〇二年，健康狀況調查結果顯示：當時的現狀已是：「營養不良與營養過剩同在，貧困與富裕文明病並存」。很顯然，營養過剩主要集中在都市，富裕文明病近些年快速飆升，就是其最好的注腳。

4.美國不足模仿

牛奶的推薦者們總是好拿美國爲例。對此，要大聲疾呼：不要動不動以美國爲例。其實，健康專家都知道，美國在健康領域開支最大，綜合收益最差，因爲全部商業化了。美國用國民生產總值的18%，維持約3億人口（還有四千多萬美國人沒有享受醫療保險）的醫療開支，其期望壽命只是排在全球第37～38位。美國的牛奶人均消費量的確很高，但結果呢？美國人中，肥胖占了多少？心腦血管疾病、代謝性疾病又占了多少？！至少，30%～40%的美國人屬於嚴重肥胖，30%屬於超重，只有不到三分之一的人健康正常。美國的事例，不正應該反過來看嗎？

5.牛奶，與部分癌症高發有關

明確地說，關於牛奶與癌症的例子，近幾十年來研究的例證太多。今天都市高發的富營養化癌症，牛奶難逃其責。美國前列腺癌絕對高發，有研究就明確顯示：前列腺癌高發與牛奶銷售量成正比例關係，乳癌、腸癌、卵巢癌等也有類似研究報告。

瑞典卡洛林斯卡研究所完成的一項研究證實：大量飲用牛奶會增加婦女卵巢癌

的發病率。該國科學家對六萬多名年齡在38～76歲的婦女跟蹤了13年之久，其中有二六六名婦女被診斷出患上了卵巢癌，一百二十五名尚未最後確診。每天飲用4次以上乳製品的婦女，卵巢癌的發病率比每天喝二杯牛奶的婦女高出一倍。

二○○四年十月發表在《新英格蘭醫學雜誌》的一項研究指出：牛奶可能是女性乳癌的重要誘發因素。研究人員對十二萬名婦女的調查發現：8～14歲少女青春期的成長速度對其成年後乳癌的發病率有很大影響，青春發育期體形高而瘦的女孩成年後乳癌的發病率明顯高於那些矮而胖的女孩。

另外，根據一項早期（20世紀80年代）堪稱經典的研究，加拿大科學家肯卡羅爾教授的大樣本研究結果證明：動物脂肪攝入量與當地乳癌發病及死亡率呈高度正相關；而與植物脂肪攝入量沒有關係，牛奶等通常富含動物脂肪（儘管有脫脂奶粉）等，因此被指爲是真正的致癌元兇。

坎貝爾對中國及菲律賓長達數年的比較研究還揭示：牛奶對肝癌的發生也常常起著誘導或催化作用，他在《救命飲食——健康調查報告》裡詳細敘述了這一研究結論。

從高科技介入奶牛養殖業後有個慣例，就是用廣泛運用雌激素催奶，這是普遍的問題。如此，至少可以部分解釋性早熟女嬰及乳癌、卵巢癌等患者喝牛奶有危險的機制。因爲它們都可能是影響了雌激素水準。故牛奶對營養不缺乏者並不安全，這是毋庸置疑的。

6.質疑牛奶可補鈣

二〇〇八年有專文討論了牛奶補鈣問題，也提出了質疑意見。例如，一項爲期12年、涉及七萬八千名婦女的哈佛大學的健康研究證實，大量飲用牛奶的婦女比那些只是少量飲用或者不飲用牛奶的婦女，骨折的比例高二倍。

研究證實：大量鈣流失是導致骨折的主要原因，鹽和動物蛋白，例如雞肉、魚、蛋等都會引發鈣的流失。牛奶中含有的幾種蛋白也會引起鈣的流失，從牛奶中吸收到的鈣有三分之一會從尿液中排出，乳酪中吸收的鈣三分之二會流失。

骨質疏鬆症發病率最高的正是那些牛奶和乳製品消費高的國家，如美國、瑞典、芬蘭等。北歐的因紐特人平均每天吸收二五〇～四〇〇克動物蛋白，從魚骨中吸收的鈣質有二二〇〇毫克，卻是世界上骨質疏鬆症發病率最高的民族。飲食中乳製品很少的亞洲國家，骨折發生率最低。平均鈣攝入量只有三〇〇毫克的新加坡，骨折率只有美國的九分之一。因此大量飲用牛奶可能並不能增強骨質，還可能適得其反。

7.有一半人對牛奶過敏

有一半人屬於對牛奶過敏的體質，因此至少他們是天生不適於喝牛奶的。人和牛的消化系統有很大區別，牛奶適合小牛而母乳才適合小孩。而人類固執地將牛奶納入食譜，難免會帶來很多問題。

另外，遊牧民族都不直接喝牛奶，而是花費巨大的人工和時間透過發酵把牛奶加工成各種製成品後才吃，比如乳酪、酥油、奶豆腐、優酪乳等。歷史上的畜牧民族都很少直接飲用牛奶，這也許能說明一些問題。

8.因年齡制宜喝牛奶

我們並不認爲牛奶絕對不能喝。我們的看法與經驗是：

★0～25歲以前，可以多喝點，因爲你正在發育階段，但已肥胖及過敏者除外；

★25～40歲（或45歲），有所控制地喝，因爲發育已到頂點，會導致營養過剩！

★45歲以上、都市人群，不喝爲妙，可能會誘發一些問題，尤其是偏於超重或肥胖者。再說，此時體內的需求開始下降。

★當然，如貧窮的、一直營養不良的除外。不喝牛奶可以喝什麼呢？喝豆漿、豆奶！這是中式飲食對世界的貢獻，安全且可信。

此外，作爲一個眾所周知的事實：今天市售的牛奶，無可避免地伴隨有大量農藥和抗生素、激素及其他藥物等。例如，美國食品藥品管理局幾年前剛剛批准了畜用的牛類生長激素，目前美國有三分之一的乳牛長期吃這種藥，結果是產乳量大增；與此同時，危險也應該同步見長。

附錄：網路健康訊息分享 李可老中醫的34條醫道

1、中醫有一句話俗語叫：氣為血之帥。氣和血的關係是什麼？他們絕對不是半斤八兩，氣血平衡，這個血能不能夠在血管裡面運行暢通、流動、運轉，把營養輸送到五臟的各個部位，就靠氣在推動它，領導它。假如沒有氣的領導，氣弱了就會出血。

2、當然這是比較清醒的例子，如果出現大出血，有生命危險了，古人有一個對付的方法「已亡之血難以驟生，未亡之氣所當急固」，就是說要趕快恢覆陽氣的統帥作用，很快就完全止血了，病人就救活了。陰和陽的關係就是氣和血的關係。

3、牙齦出血怎麼治？就是給他補氣，比如用當歸補血湯，只有兩樣藥：黃芪與當歸，當歸是黃芪的一半。

4、有一個女大學生，月經期間，她沖了一個冷水澡，吃了一大包冰塊，氣候特別熱，晚上睡覺時候冷氣開的很大，結果從第二天開始，他就閉經了，月經沒有了，停止了。而且肚子很痛，吃很多的止痛藥都解決不了這個問題。正好，她找我來看這個病，我就跟她說，用溫經散寒的方法，她很快就好了。

5、有一位同事問，膽總管結石怎麼治療？這個東西沒有現成的辦法，這個要看病人本身是偏陰虛還是偏陽虛，是氣虛還是其它方面的問題。你要拿藥治一下，這個藥叫大葉金錢草，每天用一二〇克，熬成水喝就可以了；另外用魚腦石，每天六克左右，碾成粉。如果這個病人非常的虛弱，一幅藥之內能不能軟化，那無疑肯定是陽虛，就把這個偏方加到四逆湯裡面去用。

6、人身上的濕氣很重，一到夏天發生一些很癢的小包。這個東西濕氣很重，到夏天的時候陽氣就發，再一個陽氣外發的過程，體內積存的那些垃圾，由內向外發這是一個好事，你不要管它，如果你要想治就吃「桂附理中丸」。這是一個問題。再有一個問題就是夏天能不能用西洋參來代替洋參，完全不能。你在任何時候不要吃西洋參，有害無益。

7、現在治肝炎，開始用清熱解毒的方法，一段時間後，各項指標都達到正常，過後又會反彈。因為寒涼傷了病人陽氣，將來康復起來更困難。什麼是清熱解毒？有熱毒你才清解。中醫課一開始就強調「天人合一」、「辨證論治」的觀點。醫生要辨證，陰病用陽藥，就算不好，也沒有大錯。

8、我治一百多例憂鬱症，基本就是四逆湯，逐日加附子量，到一定程度，出一身臭汗，就有說有笑了，這個很奇怪，而且得病的大部分是大學生，家庭比較困難，環境壓力比較大。我還計劃用這個方子，試用於運動神經元疾病（這是個頑症，這個東西不但外國人治不了，我們也治不了），這個方子加等量制馬錢子粉，看看會不會對這個病起到一定的效果。

9、人的頭部啊，是陽氣匯聚的地方，所以過去《內經》講：頭為諸陽之匯。陽氣就匯合在這個地方。這個高血壓，為什麼長時間治療不好呢，就是因為濁陰啊，（它）竊踞了這個陽氣的位置了。清陽不升，濁陰不降，和過去講所謂「肝陽上亢」什麼的，不是一回事。

10、血壓為什麼高？實際上就是機體有阻滯。機體是非常奧妙的，因為有阻滯，需要高的壓力，才能夠供養末端，這是個物理的道理。一般的藥到不了末端。如果用西醫的方法終身的服藥，末端呢，又不斷向機體發放指令，我這邊不夠吃了，趕快給我送吃的，這個指令始終存在，所以藥要不停地用，你高一點我就給你壓下來，使機體末端始終處於缺血的狀態。用了「麻桂」以後，出了一身的汗，這個病就好了。

11、我們有好幾千年就處在沒有空調的狀態下，生活的非常好。自從有空調出現以後，陰寒之氣，它頻頻進入體內。比如今天我馬上從這裡出去了，外邊是一團火，然後進入有空調的環境，馬上就發冷，感覺穿一件衣服都不夠用。就這樣反覆的把寒氣一層一層的壓在體內，這樣的話就造成很多病。

12、再一個就是南方人的生活習慣問題。因為在南方的話幾乎夏天時間較長。由於空氣熱，特別喜歡吃生冷的東西，他們常年的生活習慣就是喝冷飲，喝冰鎮過的汽水、果汁，沖冷水澡。或者在睡覺的時候空調開的很大，睡著以後就受病了。為什麼南方人沒有一個熱症？而且大部分是屬於陰證、寒證、濕證？這些是主要原因。

13、大城市中的人，起居節奏不太好，有些違反了古代傳下來的養生的要領、原則和方法。就是睡的非常晚。像什麼過夜生活啊，整個生活都要集中在晚上十二點以後，一弄弄到天亮才睡覺。人和自然界是同一步調，當太陽落山以後，在十點鐘以前就應該入睡，陰陽顛倒，人的生活就不能和大自然同步了啊！那個時間正是人們膽經開始造血、清除體內垃圾的這麼一個時間。

14、一個是錯誤的生活理念，錯誤的生活習慣；另一個就是南方做中醫的人啊，誤以為他們處在南方，處在最熱的地方，就應該補充一些涼的東西，其實是進一步傷害了陽氣。現在的疾病總體情況都是這樣，包括外國。我也看了好多外國人，都是這樣。所以我說這個陽虛的人十占八九，真正陰虛的百不見一。有些中醫開方子的時候，思維也掉進了一個錯誤的圈子裡，那就是滋陰降火，結果越降越糟，雪上加霜。而我所見的這些病沒有一例不需要扶陽的。

15、陽氣是先天腎氣，後天脾胃之氣結合在一起的混元一氣！很難分清哪個是中氣哪個是先氣。腎氣又稱元陽，命門真火，生命的根基和原動力。陽氣損傷的後果非常嚴重。一個就是健康人，他還沒有感覺到自己有病，但是他臉色一般是一種蒼白灰暗的，不是非常紅潤。我們在各個機關、團體，特別是在飯店，看到的工作人員，長期在那種環境下生活，很多青年，他的那個臉色非常不好看，但是並沒有發病。

16、其實中醫本來就有一整套的急救的方法。你說《傷寒論》是怎麼來的，那就是在大型瘟疫當中總結的成功經驗，什麼情況下，用什麼方法……這些都講得非常清楚，但為什麼後來中醫能掌握這些方法的人很少了？就是從鴉片戰爭以後，西方帝國主義看中了這個大市場，要讓這個他們的醫藥來占領這個市場。這是個大買賣，發大財的事啊。我說在這種境況下，中醫的生命力就逐漸被消磨，最後……

17中醫絕對不會從什麼動物實驗中得出什麼高招來，那完全是徒勞，完全沒有用！活著的人，不但是和那些個小動物不同，而且一百個人有一百種模式。絕對不可能像西醫的那種，研究一種藥，大家都能吃，中醫沒有這個。

18、所謂的古中醫學其實都是漢朝以前的中醫學。漢唐以後由於好些人誤解裡面的主要觀點，所以中醫就走向了歧路。近現代的、西化以後的中醫，都有好多錯誤的看法。

19、古人有個形象的比喻，脾胃如釜，就是把脾胃比作是竈台上的鍋，腎氣為釜底之火，腎氣就是腎陽，就是鍋下的火，鍋裡面有各種各樣的食物和水，火力不夠，這個水和食物怎麼樣才能熟得了？所以到最關鍵的時候，要照顧鍋底之火。保護少陰經的那個元陽，也就是元氣不要走散。

20、那麼中醫復興的路在什麼地方？我說不是現代，而是二千年前的古代，不是西方，而是東方，中醫的生命的靈魂是中華文化智慧的結晶，走易經與內經結合（而絕對不是中西醫結合）。是傷寒雜病論，醫聖張仲景創立六經辨證一整套的理法方藥，統病於六經之內而囊括百法，是攻克世界醫學難題的一把金鑰匙！

21、二〇〇四年的時候，好多研究生，都是每天起來，單純嘗附子。看看到底人體對附子的耐受有多大，究竟有什麼反應，看看會不會像現在科學成分講的附子有沒有那　大的毒性。其中有很多同事在每天早上嘗附子的過程中，就治了他好多病！我們這代人用附子都有親身經歷，我們的弟子都是首先自已去嘗藥。

22、過去認為中醫的治療手段是「一針，二灸，三服藥」，因為針灸那個東西，幾不需要花錢，就能解決好多問題，高明的針灸大夫啊，他可以通治百病，只要他判斷準確，紮上幾支針，把上下、表裡調一調，這個病就好了。而且針灸也是急救方面的重要手段，在這方面針灸比那些現代醫學的治療手段快得多。一旦你穩住，先讓這個人有命，然後再服藥，就能把他救回來。

23、孫思邈自己中風以後啊，完全不能動，他就口述一個方子，讓徒弟幫他磨成粉，做成「煮散」，什麼叫煮散？就是一副中藥，打成粉，分成若干個包，一天幾包，放到水裡邊煮開了，然後連湯帶藥喝下去，那個叫「煮散」。這個比湯劑稍微慢一點，但是比那個丸劑又快。孫思邈一天吃四服，吃了十天十夜，第十一天的時候他自己起床了，這證明「大小續命湯」在治療中風範圍這個病，那絕對是久經考驗的。

24、他們用鎮肝息風的辦法，沒有治癒一例中風病人，一個都沒有。急性的他們也救不過來。你像我們主張治療這個急性中風，昏迷不醒就是用生南星、生半夏、生附子……一大堆的劇毒藥，現代醫學研究認為可以毒死一百頭牛的這種東西啊，喝進去就好了。（笑）

25、因為現在的藥理學啊，主要就是西醫的藥理學，一味藥要想使用，先得把這個藥裡面含有哪些化學成分，這個化學成分經過研究主要針對哪些病，要搞清楚了，才能把它拿來用。中醫現在用藥也要考慮這個啊，你不考慮不行啊，藥典就是法典，一旦超過藥典的規定劑量了，那不是犯法嗎？所以中醫問題需要改動的太多了，那幾乎就是一場革命！

26、我們古代的中醫，為什麼妙手回春？起死回生？為什麼古代中醫大病小病都看，而且最擅長治療急症？這是由於歷史上原因發生斷層，沒有傳承下來，我是很偶然機會誤打誤撞碰出來的，經過實踐，證明這些方法穩妥可靠。而且二〇〇五年以後凡是大劑量長期服用附子的病人，我讓他們每個月做生化檢查，看看又沒有肝腎損害。檢查結果全部沒有，而且長期的血尿，尿蛋白，經過長期溫陽，這些東西都沒有了。

27、整個對中醫的認識是被割裂了，這是體制方面的最大弊病，就是全盤西化，外國人怎麼做了我們也怎麼做，可是外國人做那是西醫的東西啊，你把它框在中醫身上那完全不適用啊！我們五千年的中華文明去向短短幾百年的西方國家靠近。如果他是真理，那當然我們可以靠近，他完全是右的東西，我們還非要框到他們的框子裡，去研究我們的中醫，實際上這個路子的最後結果就是消滅中醫，只能是這麼一個結果。

28、民間可能還有堅持中醫的人，就是從這個正規大學裡面，系統培養出來的一代人，不敢期待嘍。因為現在完全是按照西方的模式來辦中醫學校啊，理論和臨床都分開，講課的就是教授，哇啦哇啦，講就行了，你給他個病人他也不會看；臨床呢，又是另外一套。西醫是這樣教育的，但是中醫用這個方法那絕對失敗！

29、我覺得現在我們的老年人，都可以用「四逆湯」作為保健的東西，《傷寒論》裡面，最能夠對陽氣提供幫助的就是「四逆湯」，少量的長期服用，這樣可以消除你長期積累的「六淫外邪」，以及內生的一些個寒邪；可以調整你的元陽，使其不受損傷；可以延年益壽。而且這個方子花不了幾個錢。

30、尤其像一些陽虛引起的症狀性高血壓，都可以吃「金匱腎氣丸」，有一段時間就過來了。有那麼一個階段，是邪正相爭，你不要老查血壓，要問她有什麼感覺。很多現在認為的不治之症啊，其實都可以治好，像高血壓這一類，以及糖尿病和糖尿病引發的腎病、冠心病，其實一回事。

31、就是因為陽氣不夠啊，陽氣應該周流全身啊，透過陽氣的升降，來調節人體，使人的整體不受侵犯。這就是「正氣存內，邪不可幹」。所謂的正氣啊，就是渾元之氣啊，就是脾氣和腎氣加起來那個元陽，你把陽氣保護好就什麼病也沒有了。

32、現在把脈一般都是個樣，看上去是看脈呢，其實腦袋不知道想什麼呢。然後他問你，你怎麼回事，你說了半天，他把那個脈早忘記了是什麼脈了。所以判斷脈的時候啊，要讀那個彭子益脈法，很有特殊啟發作用。他那個方法特殊，病人坐在對面，兩個手平放，這六部脈，心、肝、腎、肺、脾、命門，哪一路脈獨特，就是那個地方有病。

33、有一個將軍去找梁秀清看病，其實也不是看病，本來是計劃砸他那個牌子。這個將軍進去以後，這個梁秀清一般不許病人講話，他就看脈，看了半天以後啊，他說你這個背部太陽經第幾個穴位那個部位啊，有一個異常的東西，不是你本來應該有的，這個將軍就驚呆了，說我那是個彈片，正好在那個肺和心的中間。

34、人體的脈象啊，一天二十四小時有一個循行的路線，循行到哪一個部位不通的時候，他那個脈象就會出現很突然的變化，他就能抓住那個東西，就給你斷定了，告訴你，你哪個地方有病。

◎本篇附錄短文摘取自網路公益傳播文章，如有不適當，請來信與告知，我們將會在最短時間進行回覆。

國家圖書館出版品預行編目(CIP)資料

活到天年：健康最值錢,生命更重要 /
何裕民作. -- 初版. -- 臺北市：華志文化,
2016.11　面；　公分. -- (醫學健康館；7)
ISBN 978-986-5636-66-1(平裝)

1.健康法 2.保健常識
411.1　　105018321

華志文化事業有限公司
系列／醫學健康館7
書名／活到天年：健康最值錢，生命更重要

作者　何裕民教授
執行編輯　簡煜哲
美術編輯　楊雅婷
封面設計　王志強
文字校對　陳麗鳳
企劃執行　康敏才
總編輯　黃志中
社長　楊凱翔
出版者　華志文化事業有限公司
電子信箱　huachihbook@yahoo.com.tw
地址　116台北市文山區興隆路四段九十六巷三弄六號四樓
電話　02-22341779
印製排版　辰皓國際出版製作有限公司

總經銷商　旭昇圖書有限公司
地址　235新北市中和區中山路二段三五二號二樓
電話　02-22451480
傳真　02-22451479
郵政劃撥　戶名：旭昇圖書有限公司（帳號：12935041）

出版日期　西元二〇一六年十一月初版第一刷
書號　C207
本書由上海科技出版社獨家授權台灣繁體版

華志文化

華志文化